SCHRIFTEN AUS DEM GESAMTGEBIET DER GEWERBEHYGIENE
HERAUSGEGEBEN VOM INSTITUT FÜR GEWERBEHYGIENE IN FRANKFURT A. M.
NEUE FOLGE. HEFT 6

Die Meldepflicht der Berufskrankheiten

Eine Umfrage

bearbeitet von

Dr. E. Francke, Frankfurt a. M.

und

Sanitätsrat Dr. Bachfeld, Offenbach

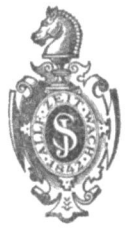

Springer-Verlag Berlin Heidelberg GmbH

1921

Alle Rechte, insbesondere das der Übersetzung
in fremde Sprachen, vorbehalten.

ISBN 978-3-662-34325-8   ISBN 978-3-662-34596-2 (eBook)
DOI 10.1007/978-3-662-34596-2

Bericht
über die auf den Fragebogen des Instituts für Gewerbehygiene eingegangenen Antworten.

Von

Dr. E. Francke, Frankfurt a. M.

I.
Vorwort.

Die Fragen über Meldepflicht und Entschädigung von Berufserkrankungen sind seit Jahren in Fluß. Von einer Meldepflicht erhofft man Unterlagen über die Ausbreitung der Berufserkrankungen, Wege zu ihrer Bekämpfung und Verhütung, Grundlagen über die durch die Entschädigung entstehende finanzielle Belastung. Daß auf diesem Gebiet etwas geschehen muß, darüber sind fast alle Sachverständigen einig; nicht einig sind sie jedoch über die zu erreichenden Ziele im einzelnen und über die einzuschlagenden Wege. Auf der einen Seite wird Entschädigung für alle „Berufserkrankungen" schlechtweg gefordert, auf der anderen hält man selbst die geringen Ansätze einer Meldepflicht, die Deutschland kennt, für zu weitgehend. Und die Vertreter beider Ansichten führen gewichtige Gründe ins Feld; bringen die ersteren Gründe sozialer Gerechtigkeit, so weisen die letzteren auf die schwankenden Unterlagen der Statistik, die ärztlichen Diagnosen, hin. Denn die Krankenkassenmeldungen bringen fast stets nur die Anfangsdiagnose; jeder, der die Verhältnisse kennt, weiß, daß viele Erkrankungen, namentlich seltenere Berufskrankheiten, im Anfang ein unbestimmtes Bild bieten, das erst bei späteren Untersuchungen sich so klärt, daß eine eindeutig bestimmte Diagnose möglich ist. Ferner wird nur allzu häufig die Fähigkeit des nicht spezialistisch vorgebildeten Arztes zur Diagnostizierung von Berufskrankheiten bestritten. Aus diesen Zweifeln ergibt es sich ganz von selbst, daß das Gebiet der Meldepflicht beruflicher Erkrankungen nicht behandelt werden darf, ohne das Gebiet des medizinischen Unterrichts zu berühren.

Das Institut für Gewerbehygiene glaubte durch eine Umfrage zur Klärung der Materie beitragen zu können; es hat im Januar 1920 einen Fragebogen[1]) einer Anzahl von sachverständigen Persönlich-

---

[1]) Seinen Inhalt siehe S. 13.

keiten und interessierten Verbänden vorgelegt, unter denen Ärzte, Techniker, Verwaltungsbeamte, Industrielle und Arbeitnehmer vertreten waren. Von diesen haben den Fragebogen folgende beantwortet:

Kreisarzt Dr. Ascher, Frankfurt a. M.
Sanitätsrat Dr. Bachfeld, Fabrikarzt des Oehlerwerks, Offenbach a. M.
Professor Dr. Blum, Direktor des biologischen Instituts, Frankfurt a. M.
Sanitätsrat Dr. Böttrich, Vertrauensarzt der Akkumulatorenfabrik A.-G., Hagen i. W.
Deutsche Buchdrucker-Berufsgenossenschaft, Leipzig.
Professor Dr. B. Chajes, Dozent für Gewerbehygiene an der technischen Hochschule Charlottenburg.
Direktor Professor Dr. F. Curschmann, Fabrikarzt der Agfa, Greppinwerke.
Süddeutsche Edel- und Unedelmetall-Berufsgenossenschaft, Stuttgart.
Obergewerbeinspektor W. Ehrenhofer, Wien.
Geh. Med.-Rat Professor Dr. Ellinger, Direktor des pharmakologischen Instituts der Universität, Frankfurt a. M.
Verband der Fabrikarbeiter Deutschlands, Hannover.
Dr. A. Fischer, Karlsruhe.
Geh. Reg.-Rat Dr. R. Fischer, Reg.- und Gewerberat, Potsdam.
Professor Dr. Ernst Francke, 1. Vorsitzender der Ges. f. soziale Reform, Diessen.
Regierungs- und Med.-Rat Dr. Frey, Frankfurt a. O.
Deutsche Gold- und Silber-Scheideanstalt, Frankfurt a. M.
Sanitätsrat Dr. Hanauer, Privatdozent, Frankfurt a. M.
Sekretär für Arbeiterschutz G. Heinke, Allgemeiner Deutscher Gewerkschaftsbund, Sozialpolitische Abteilung, Berlin.
Geh. Med.-Rat Professor Dr. Herxheimer, Direktor des dermatologischen Instituts der Universität, Frankfurt a. M.
Professor Dr. Holtzmann, Badischer Obergewerbearzt, Karlsruhe.
Dr. Hopmann, Fabrikarzt der Bayerschen Farbwerke, Leverkusen.
Verein Karlsruher Ärzte (vermittelt durch Dr. A. Fischer, Karlsruhe).
Ministerialrat Dr. F. Koelsch, bayerischer Landesgewerbearzt, München.
Geh. San.-Rat Dr. Koenig, Oberstadtarzt, Frankfurt a. M.
Lederindustrie-Berufsgenossenschaft, Mainz.
Geh. Hofrat Professor Dr. K. B. Lehmann, Direktor des hygienischen Instituts der Universität, Würzburg.
Gewerberat Dr. Mansfeld, Frankfurt a. M.
Geh. Med.-Rat Professor Dr. M. Neisser, Direktor des hygienischen Instituts der Universität, Frankfurt a. M.
Geh. Med.-Rat Professor Dr. Quincke, Frankfurt a. M.
Geh. Med.-Rat Professor Dr. Rapmund, Kreisarzt, Minden i. W.

Joh. Rebholz, Verband der Fabrikarbeiter Deutschlands, Zahlstelle Frankfurt a. M.; vermittelte auch die Antworten des
Bäcker- und Konditoren-Verbandes,
Bauarbeiter-Verbandes,
Ortskrankenkasse für das Buchdruckergewerbe, Berlin,
Verbandes der Fabrikarbeiter,
Zentralverbandes der Fleischer,
Verbandes der Gemeinde- und Staatsarbeiter,
Deutschen Metallarbeiterverbandes,
Verbandes der Töpfer und Berufsgenossen.
Geh. Med.-Rat Professor Dr. Rubner, Direktor des physiologischen Instituts der Universität, Berlin.
Professor Dr. P. Schmidt, Direktor des hygienischen Instituts der Universität, Halle a. S.
Dr. J. Schoenfeld, Vertrauensarzt der Ortskrankenkasse Leipzig.
Oberarzt Dr. W. Schulz, Städtisches Krankenhaus Charlottenburg Westend.
Sanitätsrat Dr. Schwerin, Höchst a. M.
Professor Dr. Th. Sommerfeld, Berlin.
Hofrat Tauß, Deutschösterr. Zentralgewerbeinspektor, Wien.
Professor Dr. Thiele, sächsischer Landesgewerbearzt, Dresden.
Dr. Ludwig Teleky, Privatdozent für soziale Medizin, Wien.
Verband der Maler, Lackierer usw., Hamburg.
Verein Deutscher Bleifarbenfabrikanten, Köln a. Rh.
Zentralarbeitersekretariat, Berlin.
Dr. Zinn, Vertrauensarzt der Ortskrankenkasse Frankfurt a. M.

All diesen spricht das Institut auch an dieser Stelle seinen Dank aus. Wenn einige Kategorien in dieser Zusammenstellung nur schwach vertreten sind, so liegt die Schuld nicht an der unterlassenen Anfrage des Instituts, sondern an der ausgebliebenen Antwort der Befragten.

Bevor die eingegangenen Antworten besprochen[1]) werden, sei kurz zusammengestellt, welche gesetzlichen Vorschriften über die Meldepflicht und die Entschädigung beruflicher Erkrankungen seither in Deutschland und im Auslande bestehen.

II.
Die gesetzlichen Vorschriften.

Die ersten Ansätze einer Meldepflicht gewerblicher Erkrankungen im Deutschen Reich stammen aus dem Jahr 1907. Damals hatte das sächsische Ministerium des Innern den Krankenkassen vorgeschrieben, sämtliche Krankheiten von Mitgliedern, bei denen anzunehmen ist, daß die Krankheit infolge der gewerblichen Tätigkeit des Versicherten entstanden ist (Einatmung von Giften wie Phosphor, Arsen, Aufnahme von Krankheitserregern wie Milzbrandkeime u. dgl.), der Aufsichts-

---

[1]) Wörtlichen Abdruck verbietet der Umfang der Antworten.

behörde binnen drei Tagen nach Beginn der Erkrankung anzuzeigen. Die Behörden haben dann den Bezirksärzten und Gewerbeinspektionen Mitteilung zu geben[1]).

Im Reich wurde als erste Berufskrankheit der Milzbrand meldepflichtig, und zwar bestimmte die Bekanntmachung des Bundesrats vom 28. September 1909, daß das Gesetz vom 30. Juni 1900, betr. die Bekämpfung gemeingefährlicher Krankheiten auf den Milzbrand ausgedehnt werde[2]). Dieses Gesetz war in ähnlicher Form schon 1893/94 dem Reichstag vorgelegt, jedoch damals nicht in Beratung genommen worden. Erst im Sommer 1900 bei nochmaliger Vorlage gelangte es zur Annahme. Es setzte in seinem § 1 die Anzeigepflicht auch des Verdachts an die für den Aufenthaltsort des Erkrankten oder den Sterbeort zuständige Polizeibehörde fest. § 2 bestimmt die zur Anzeige Verpflichteten: „1. der zugezogene Arzt, 2. der Haushaltungsvorstand, 3. jede sonst mit der Behandlung oder Pflege des Erkrankten beschäftigte Person, 4. derjenige, in dessen Wohnung oder Behausung der Erkrankungs- oder Todesfall sich ereignet hat, 5. der Leichenschauer. Die Verpflichtung der Untersuchung der unter Nr. 2 bis 5 genannten Personen tritt jedoch nur dann ein, wenn ein früher genannter Verpflichteter nicht vorhanden ist." Die Art der Anzeige ist in § 4 geregelt; sie „kann mündlich oder schriftlich erstattet werden. Die Polizeibehörden haben auf Verlangen Meldekarten[3]) für schriftliche Anzeigen unentgeltlich zu verabfolgen[4])". Das Ergebnis der im ersten Jahr, 1910, erstatteten Anzeigen bespricht Leymann[5]): Die plötzlich stark angewachsene Zahl der Milzbrandfälle bewies, wie wenige der vorgekommenen Fälle vor Einführung der Meldepflicht bekannt geworden waren.

Gemäß Erlaß vom 21. Juni 1912 der preußischen Minister für Handel und Gewerbe und des Innern sollten die Gewerbeaufsichtsbeamten die Krankenkassen veranlassen, ihnen von jeder Erkrankung eines Mitgliedes, die durch Blei, Quecksilber, Arsen oder Phosphor hervorgerufen ist, tunlichst bald Kenntnis zu geben[6]). Die gesetzliche Grundlage dazu gab der § 343 der RVO., der besagt, daß die Krankenkassenvorstände verpflichtet sind, dem Gewerbeaufsichtsbeamten auf Verlangen Auskunft über die Zahl und Art der der Kasse gemeldeten Erkrankungen zu erteilen. Angaben über den Erfolg dieser Anzeigepflicht finden sich in den Jahresberichten der preußischen Regierungs- und Gewerberäte für 1912, eine Zusammenstellung dieser Zahlen bringt Erich Francke[7]). Einen Fragebogen für die Er-

---

[1]) Soz. Praxis XVI. 1906/07, Sp. 903.
[2]) RGesBl. 1909. S. 933.
[3]) Siehe Anlage 1.
[4]) Zit. nach Ztschr. f. Med.-Beamte 1900. Beilage v. 15. Juli. S. 147.
[5]) Mitt. d. Inst. f. Gewerbehygiene 1911. S. 85.
[6]) Min.-Blatt der Handels- und Gewerbe-Verwaltung 1912. S. 388.
[7]) Ztrbl. f. Gewerbehygiene 1913. Heft 9.

krankungen an den genannten vier Giften und Merkblätter schlägt Curschmann[1]) vor; Arbeiten, die sich verdichteten zu den „Ärztlichen Merkblättern über berufliche Vergiftungen, aufgestellt und veröffentlicht von der Konferenz der Fabrikärzte der deutschen chemischen Großindustrie[2])".

Bayern ging hierüber noch hinaus, indem es bestimmte, daß die Meldungen außer den Erkrankungen durch Blei, Quecksilber, Arsen und Phosphor noch diejenigen umfassen sollten, die durch nitrose Gase, Benzol und Homologe, Benzin, Schwefelkohlenstoff, Nitro- und Amidoverbindungen, sowie durch Arbeiten in Druckluft verursacht seien[3]). Um das Interesse der Kassenärzte wachzurufen, hatte der bayerische Landesgewerbearzt die Anzeigepflicht in der medizinischen Presse[4]) besprochen und den Entwurf eines Formblattes einfachster Art zur Erleichterung der Anzeigen veröffentlicht:

Vor- u. Zuname d. Erkrankten.	Wohnort (Straße, Hausnummer) evtl. Angabe d. Krankenhauses.	Alter.	Angabe des Betriebs (Firma, Betriebsart).	Tag der Erkrankung.	Ärztl. Diagnose (Art der Erkrankung, akute oder chronische Vergiftung u. ä.).	Ursache der Erkrankung (Beschäftigungsart u. Dauer). Sonstiges.

Die Meldungen gingen an die Regierungs- und Gewerberäte und von diesen an den Landesgewerbearzt. Eine Zusammenstellung der ersten Ergebnisse gibt dessen Sonderbericht im Jahresbericht der Bayerischen Gewerbeinspektion[5]).

Außerdem hatte Bayern durch Ministerialentschließung vom 8. Juni 1911 die Amtsärzte verpflichtet, von den Anzeigen über Infektionen durch Milzbrand, Rotz und Wurmkrankheit eine Abschrift dem Landesgewerbearzt direkt zu übersenden, falls die Infektion mit der Berufstätigkeit des Befallenen irgendwie in Beziehungen steht. Ein entsprechender Vordruck wird auch hier den Amtsärzten zur Verfügung gestellt.

Auch in Baden wurde über die Nachahmung des von Preußen gegebenen Beispiels verhandelt. Dabei wurde von ärztlicher Seite die Notwendigkeit des geplanten Vorgehens anerkannt und betont, daß zur Durchführung der Meldepflicht ärztlich vorgebildete Gewerbeaufsichtsbeamte nötig seien. Außerdem wurde auch betont, daß die ge-

---

[1]) Ebenda Heft 2.
[2]) Schriften a. d. Gesamtgebiet d. Gewerbehygiene. Neue Folge. Heft 1. Berlin, J. Springer, 1913.
[3]) Amtsblatt d. K. b. Staatsministeriums d. K. Hauses u. d. Äußern. Nr. 47 vom 25. November 1911.
[4]) Münch. Med. Wochenschr. 1912. S. 2345.
[5]) 1912. S. XLI ff.

plante Anzeigepflicht im scharfen Gegensatz zur Wahrung des ärztlichen Berufsgeheimnisses stehe. Die Krankenkassen Badens wurden veranlaßt, alle ihnen zur Kenntnis kommenden Gewerbekrankheiten dem Gewerbeaufsichtsamt zu melden[1]).

Das Vorgehen der genannten Bundesstaaten war auf eine Anregung des Reichsamts des Innern zurückzuführen, an das seinerseits im Jahre 1906 die Internationale Vereinigung für gesetzlichen Arbeiterschutz in Basel mit einer entsprechenden Bitte herangetreten war.

Alles Bisherige hatte lediglich den Zwecken der Ermittlung der Häufigkeit gewerblicher Erkrankung gedient. Die Entschädigung des Milzbrands als Unfall hing mit der Meldepflicht nicht zusammen. Ein Novum schuf die Bekanntmachung des Bundesrats vom 12. Oktober 1917 über die Gewährung von Sterbegeld und Hinterbliebenenrenten bei Gesundheitsschädigung durch aromatische Nitroverbindungen[2]). Hier wurde bestimmt, daß bei Todesfällen, die auf Einwirkung solcher Verbindungen zurückzuführen seien, Sterbegeld und Hinterbliebenenrente auch dann zu gewähren seien, wenn der Tod nicht als Folge eines Unfalls, sondern als Folge einer allmählichen Einwirkung der genannten Stoffe anzusehen ist.

Die gesetzliche Unterlage zu dieser BB. bot der § 547 RVO.: „Durch Beschluß des Bundesrats kann die Unfallversicherung auf bestimmte gewerbliche Berufskrankheiten ausgedehnt werden. Der Bundesrat ist berechtigt, für die Durchführung besondere Vorschriften zu erlassen."

Damit war zum erstenmal der Tod infolge einer gewerblichen Vergiftung hinsichtlich der Entschädigungspflicht den Unfällen gleichgestellt worden. In der Praxis hatte man sich bezüglich des Begriffs „Unfall" freilich schon lange zu einem Kompromiß entschlossen. Unter Unfall als einem zeitlich feststehenden plötzlichen Ereignis hatte man auch schon Einwirkungen von mehrstündiger Dauer bis zum Zeitraum einer Arbeitsschicht verstanden, z. B. waren Vergiftungen durch nitrose Gase stets als Unfälle behandelt, also entschädigt worden. Auch hatte die am meisten in Frage kommende Berufsgenossenschaft der chemischen Industrie nachgewiesene gewerbliche Vergiftungen seit langem wie Unfälle entschädigt, in der richtigen Erwägung, daß es für einen in seiner Gesundheit durch Betriebseinwirkungen Geschädigten vollkommen nebensächlich ist, ob diese Gesundheitsschädigungen durch plötzliche oder allmähliche Einwirkung zustande gekommen sind.

Zum Vergleich sei angeführt, was in einigen Staaten des Auslandes an gesetzlichen Vorschriften über Meldepflicht gewerblicher Erkrankungen besteht. In Betracht kommen die Schweiz, England, Holland, die Vereinigten Staaten von Nordamerika und neuerdings auch Frankreich.

Der schweizerische Bundesrat hat durch Beschluß vom 18. Januar 1901 eine Anzahl von Industrien für diejenigen Krankheiten, die er-

---

[1]) Jahresb. d. Badischen Gewerbeaufsichtsamts 1912. S. 71 und 1913. S. 88.
[2]) RGBl. 1917. S. 900.

wiesenermaßen oder ausschließlich aus dem Verwenden oder Vorkommen von in einer Liste zusammengestellten Stoffen entstehen, der Haftpflicht im Sinne von Art. 3 des Bundesgesetzes, betr. die Haftpflicht aus Fabrikbetrieb, vom 25. Juni 1881, unterstellt. Als Industrien, die erwiesenermaßen und ausschließlich bestimmte Krankheiten erzeugen, werden diejenigen bezeichnet, in welchen folgende Stoffe verwendet werden oder entstehen, bzw. vorkommen: Blei, seine Verbindungen (Bleiglätte, Bleiweiß, Mennige, Bleizucker usw.) und Legierungen (Letternmetall usw.); Quecksilber und seine Verbindungen (Sublimat, Quecksilberoxydulnitrat usw.); Arsen und seine Verbindungen (Arsensäure, arsenige Säure usw.); Phosphor (gelbe Modifikation); Phosphoroxychlorid, Phosphorchlorid, Phosphorchlorür und Phosphorwasserstoff; Kalium- und Natriumbichromat; Kalium- und Natriumchlorat; Chlor, Brom, Jod; Salzsäure und Fluorwasserstoff; schweflige Säure; untersalpetrigsaure, salpetrigsaure und salpetersaure Dämpfe; Ammoniak; Schwefelwasserstoff; Schwefelkohlenstoff; Kohlenoxyd und Kohlensäure; Chlorschwefel; Tetrachlorkohlenstoff; Phosgen; Chloroform; Chlormethyl und Chloräthyl; Brommethyl und Bromäthyl; Jodmethyl und Jodäthyl; Dimethylsulfat, Acrolein, Nitroglycerin, Cyan und seine Verbindungen; Petroleumbenzin; Benzol; Mononitro- und Dinitrobenzol; Dinitrotoluol; Anilin; Phenolhydrazin; Karbolsäure; Pocken-, Milzbrand- und Rotzgift.

Nach einer Notiz in den Berichten der eidgenössischen Fabrikinspektoren von 1914 und 1915, Seite 121 werden „in der Praxis diejenigen Schädigungen, die mit Sicherheit oder Wahrscheinlichkeit auf die Einwirkung anderer giftiger Substanzen, die nicht in der Giftliste verzeichnet sind, zurückgeführt werden können, ebenfalls als gewerbliche Krankheiten behandelt. In diesem Sinne ist bei der Intoxikation durch Azobenzol und Paratoluidin, durch Terpentinöl, bei der durch Chlordinitrobenzol, Toluolsulfochlorid, Nitrosodimethylanilin, Stilbensäure, durch Chinin, Essigsäure, Essigäther, Azetessigester verursachten Bildung von Hautekzemen nach den Grundsätzen des Haftpflichtgesetzes verfahren worden".

In England hat nach dem Fabrik- und Werkstättengesetz vom 17. August 1901, Teil 4, § 73 der behandelnde Arzt jede Erkrankung, die er auf Blei, Phosphor, Arsen, Quecksilber oder Milzbrand gewerblicher Entstehung zurückführen zu müssen glaubt, dem Chiefinspector of factories des Home Office, London, zu melden. Die Meldung muß enthalten: Namen, volle Wohnungsangabe und Krankheit des Patienten; sie wird vergütet mit zwei und einem halben Schilling. Wenn ein Arzt die Meldung nicht gleich erstattet, kann er im Höchstmaß mit 40 Schilling bestraft werden. Eine weitere Anzeige der genannten Krankheiten soll dem Inspektor und dem Amtsarzt (Certifying surgeon) des Bezirks gemacht werden; der weitere Verfolg soll genau so geschehen wie bei den Unfällen. Die Liste der meldepflichtigen Stoffe kann durch den Staatssekretär ausgedehnt werden.

Nach dem Gesetz vom 21. Dezember 1906 werden Vergiftungen durch Blei, Quecksilber, Phosphor und Arsenik und ihre Folgen, Milzbrand und Wurmkrankheit unter gewissen Bedingungen entschädigt wie Unfälle. Die Liste der entschädigungspflichtigen Krankheiten wird wesentlich erweitert durch den Erlaß des Staatssekretärs vom 22. Mai 1907; es treten hinzu Vergiftungen durch Nitro- und Amidoderivate des Benzols, Schwefelkohlenstoff, nitrose Gase, Nickelkarbonyl, Gonioma Kamassi (afrikan. Buchsbaumholz) und ihre Folgekrankheiten, Chromgeschwüre, Hautekzeme, Epithelkrebs, Hautgeschwüre und Hornhautgeschwüre durch Pech, Teer und Teerverbindungen, Hodenkrebs, Nystagmus, Druse, Luftdruckerkrankungen, subkutane Zellgewebsentzündung der Hand und oberhalb der Kniescheibe, akute Bursitis oberhalb des Ellbogens, Entzündung der Synovialhaut des Handgelenks und der Sehnenscheiden. Der Erlaß vom 2. Dezember 1908 fügt den grauen Star der Glasarbeiter und den Telegraphistenkrampf, der Erlaß vom 30. Juni 1913 den Schreibkrampf hinzu und gibt außerdem eine Zusammenstellung aller nach und nach entschädigungspflichtig gewordenen Krankheiten.

Die Niederlande haben Meldepflicht für gewerbliche Erkrankungen durch Artikel 21 des Arbeitsgesetzes vom Jahre 1911 ab 1. Januar 1912 festgesetzt. Der behandelnde Arzt meldet dem General-Arbeitsdirektor auf behördlich vorgeschriebenem Formular die besonders namhaft gemachten Berufskrankheiten. Hierbei sind die Ärzte ausdrücklich von der Schweigepflicht entbunden. Frist zur Meldung ist 8 Tage, Unterlassung der Meldung ist unter Strafe gesetzt, jede erstattete Meldung wird mit 0,55 Gulden vergütet.

Die meldepflichtigen Krankheiten sind in zwei Kategorien geteilt: Kategorie A enthält die Krankheiten, die nur ausnahmsweise durch außergewerbliche Einflüsse entstehen; diese Krankheiten sind stets zu melden. Es sind:

Wurmkrankheit, Milzbrand, Drucklufterkrankung, Vergiftung durch Arsenwasserstoff, Benzin, Benzol, Blausäure, Blei, Chrom, nitrose Gase, Nitro- und Dinitrobenzol, Kohlenoxyd, Schwefelkohlenstoff, Schwefelwasserstoff.

Kategorie B enthält Krankheiten, welche sowohl durch Einflüsse gewerblicher als außergewerblicher Art entstehen können. Diese unterliegen der Anzeige nur dann, wenn der Erkrankte in einem der für jede Krankheit angegebenen Gewerbe arbeitet (diese sind aufgezählt in einem jedem Arzt übermittelten Leitfaden), oder wenn der Kranke innerhalb eines für jede Krankheit bestimmten Zeitraumes vor Beginn der ärztlichen Behandlung in diesen Betrieben tätig gewesen ist.

Die Krankheiten der Liste B, unter Beifügung der in Betracht kommenden Gewerbe und Fristen, sind:

Arsenvergiftung (ausschließlich Arsenwasserstoffvergiftung) in chemischen Fabriken und Laboratorien, Fabriken von Tapeten- und Buntpapier, Wachstuchfabriken, Glasfabriken, Schrotgießereien, Textilfärbereien, -druckereien und -webereien, Ledergerbereien, Gewerben, in denen künstliche Blumen hergestellt oder arrangiert werden, Gewerben, in denen Damenhüte hergestellt oder wiederhergestellt werden, Stukkateurgewerbe, Gewerben, in denen Tiere ausgestopft werden, Schafwäschereien. Frist: 60 Tage.

Hautkrebs und Krebsgeschwüre in Textilfärbereien, Bergbau, Maurergewerbe, Gewerben, in denen Petroleum oder aus rohem Petroleum oder Kohlenteer hergestellte Stoffe raffiniert oder behandelt werden, Gewerben, in denen Asphalt oder Asphaltprodukte verarbeitet oder behandelt werden. Frist: 5 Jahre.

Quecksilbervergiftung in chemischen Fabriken und Laboratorien, Fabriken von explodierbaren Stoffen, Fabriken von Arzneimitteln und Verbandstoffen, Textildruckereien, Gewerben, in denen Instrumente hergestellt und repariert werden, Glühlampenfabriken, Gewerben, in denen Haare und Felle bearbeitet werden, Gewerben, in denen Feuervergoldung oder -versilberung betrieben wird, Fabriken, in denen Anstreichfarben für die Außenhaut von Schiffen zubereitet werden, Photographengewerbe, Zyanisierfabriken, Spiegelfabriken. Frist: 5 Jahre.

Lungenleiden in chemischen Fabriken, Glasbläsereien, Steinhauergewerbe, Schleiferei von Metall, Glas oder anderen harten Stoffen, Seifenpulverfabriken, Gießereien, Gewerben, in denen Glas mit dem Sandstrahlgebläse bearbeitet wird, Kalklöschereien, Holzsägereien, Horn-, Bein- und Steinnußsägereien und Drechslereien, Torfstreufabriken, Brikettfabriken, Gewerben, in denen Getreide gereinigt und gedroschen wird, Spinnereien, Müllereien, Gewerben, in denen Flachs bearbeitet wird, Töpfereien, Gewerben, in denen Schlackenmehl behandelt wird. Frist: 3 Jahre.

Nystagmus im Bergbau. Frist: 14 Tage.

Eiterige Schleimbeutelentzündung des Knies im Bergbau und Maurergewerbe. Frist: 14 Tage.

Eiterige Schleimbeutelentzündung des Ellenbogens im Bergbau. Frist: 14 Tage.

Entzündung des Handgelenks in Bergbau, Torfstechereien, Backsteinfabriken, Heringsspießereien, Gewerben, in denen Flachs bearbeitet wird, Glühlampenfabriken, Kesselmachereien, Gewerben, in denen eiserne Schiffe gebaut werden. Frist: 14 Tage.

Entzündung des Haut- und Unterhautzellgewebes, der Sehnenscheiden der Hand und der Muskelscheiden und des Muskelgewebes des Vorderarmes in Bergbau, Torfstechereien, Backsteinfabriken, Heringsspießereien, Schmieden, Graveurgewerbe, Glasbläsereien. Frist: 14 Tage.

Entzündung und Geschwüre der Haut und Geschwüre der Schleimhaut von Nase und Mund in Seifenpulverfabriken, Photographengewerbe, Zuckerfabriken und -raffinerien, Zuckerzeugfabriken, Maurer- und Stukkateurgewerbe, Betongewerbe, Töpfereien, Textilfärbereien und -druckereien, Ledergerbereien, Gewerben, in denen Leder verarbeitet wird, Kalklöschereien, Kalksiebereien, Gewerben, in denen Petroleum oder aus rohem Petroleum oder Kohlenteer hergestellte Stoffe raffiniert, destilliert oder behandelt werden, Gewerben, in denen Asphalt oder Asphaltprodukte verarbeitet oder behandelt werden,

Schlackenmehlfabriken, Chininfabriken, Bürstenfabriken, Metallschleifereien, Salzwerke, Wachsbleichen, Emaillierfabriken, Metallwarenfabriken, Gewerben, in denen Zement behandelt wird. Frist: 7 Tage.

Entzündung des Schultergelenks in Gewerben, in denen Flachs bearbeitet wird. Frist: 14 Tage.

Entzündung des Kniegelenks in Gewerben, in denen Flachs bearbeitet wird, Druckereien, Schiffsbauwerften. Frist: 14 Tage.

Phosphorvergiftung in chemischen Fabriken und Laboratorien. Frist: 5 Jahre.

Star in Glasfabriken und Schmieden. Frist: 10 Jahre.

Tetanus in Ackerbau, Gartenbau, Erdarbeiten, Papierfabriken, Beinschwarzfabriken, Gewerben, in denen Lumpen bearbeitet werden. Frist: 4 Wochen.

Geschwüre der Horn- und Bindehaut des Auges in Textilfärbereien, Bergbau, Maurergewerbe, Gewerben, in denen Petroleum oder aus rohem Petroleum oder Kohlenteer hergestellte Stoffe raffiniert, destilliert oder behandelt werden, Gewerben, in denen Asphalt oder Asphaltprodukte verarbeitet oder behandelt werden, Lichtdruckanstalten, Emaillierfabriken, Gewerben, in denen das autogene Schweißverfahren angewendet wird, Glühlampenfabriken, Gewerben, in denen Gasglühstrümpfe behandelt oder hergestellt werden. Frist: 6 Tage.

In den Vereinigten Staaten von Nordamerika ist gemäß Art. 4, § 58 des am 1. Januar 1912 abgeänderten Arbeitsgesetzes des Staates New-York vom 17. Februar 1909 die Meldepflicht für Vergiftungen durch Blei, Phosphor, Arsen oder Quecksilber und deren Verbindungen und für Erkrankungen an Milzbrand oder durch Druckluft ausgesprochen. Die Meldung ist vom behandelnden Arzt an den Commissioner of labor zu erstatten; ihre Unterlassung wird im Höchstfall mit 10 Dollar bestraft. Die Meldungen werden bearbeitet im Bureau of Statistic and Information.

Nachrichten der Fachpresse zufolge hat Frankreich durch Gesetz vom 25. Oktober 1919 die Bestimmungen des Gesetzes vom 9. April 1898 über die Haftpflicht bei Arbeitsunfällen unter gewissen Einschränkungen auf die Berufskrankheiten ausgedehnt; die Ausnahmen seien in dem Gesetz namentlich aufgeführt. Der Arbeitgeber bleibt bei Austritt eines Arbeiters für die aus der Beschäftigung in seinem Betrieb entstehenden Berufskrankheiten während einer für die einzelnen Krankheiten festgesetzten Frist verantwortlich.

In Österreich war 1911 ein Ansatz gemacht worden, eine Anzeigepflicht für einige gewerbliche Vergiftungen einzuführen. Im Regierungsentwurf des „Gesetzes betr. die Sozialversicherung", das niemals Gesetz geworden ist, heißt es nach einer brieflichen Mitteilung von Dr. L. Teleky über die gewerblichen Vergiftungen und deren Gleichstellung mit Unfällen, daß die Betriebsunternehmer unfallversicherungspflichtiger Betriebe bei der vorgeschriebenen Anmeldung dieser Betriebe auf die Verwendung einiger Stoffe (es handelte sich zunächst nur um Vergiftungen mit Blei, Quecksilber und Phosphor und nur, soweit sie in auch sonst unfallversicherungspflichtigen Betrieben vorkommen) ausdrücklich hinzuweisen haben (§ 278, 1). Ferner: „Die Verpflichtung zur Erstattung von Unfallsanzeigen besteht hinsichtlich der bezeichneten Vergiftungen nicht. Die zuständigen Krankenkassen sind verpflichtet, alle zu ihrer Kenntnis gelangenden Fälle solcher Vergiftungen der Versicherungsanstalt anzuzeigen."

In Ungarn hatte (Soz. Praxis, 1911/12 Sp. 1206) das Direktorium der Landeskasse empfohlen, folgende gewerbliche Gesundheitsschädigungen den Betriebsunfällen gleichzustellen: Milzbrand, Wurmkrankheit, Rotz, Vergiftungen durch Blei, Phosphor, Arsen, Benzol-, Nitro- und Amidoverbindungen, Schwefelkohlenstoff, Salpetersäure und nitrose Gase; Quecksilber; Ätzungen und Hautgeschwüre, Chromatgeschwüre, Teerschädigungen der Augen und Haut, Paraffin- und Rußkrebs; endlich eine Reihe typischer Berufskrankheiten, Nystagmus der Bergleute, Star der Glasbläser, die Kaissonkrankheit, Sehnenscheiden- und Schleimbeutelentzündungen und Zellgewebeentzündungen, soweit sie beruflicher Herkunft sind. Diese Vorschläge sind jedoch nicht Gesetz geworden.

III.
Wortlaut und Beantwortung des Fragebogens.

1. Ist eine Erweiterung der Meldepflicht gewerblicher Vergiftungen angezeigt und in welcher Form?
2. Wie soll diese durchgeführt werden? Durch wen und an wen soll die Meldung erfolgen?
3. Sollen neben den gewerblichen Vergiftungen auch andere Berufserkrankungen meldepflichtig werden? — Eventuell welche?
4. Sollen alle Berufserkrankungen entschädigt werden oder nur die gewerblichen Vergiftungen oder nur einige von diesen und welche?
5. Wessen Diagnose soll für Entschädigung einer gewerblichen Vergiftung maßgebend sein? Die des behandelnden Arztes oder die des Kreisarztes oder die des Landesgewerbearztes, wo ein solcher vorhanden ist?
6. Erscheint die Einrichtung von besonderen Stellen zur Abgabe von Obergutachten und Nachprüfung der Diagnosen erforderlich?
7. Ist die Ausbildung des praktischen Arztes so, daß dieser zur Diagnostizierung gewerblicher Erkrankungen ohne weiteres befähigt ist?
8. Oder erscheint eine Sonderausbildung auf dem Gebiete gewerblicher Erkrankungen wünschenswert?
9. Wenn ja, soll diese in den Studiengang des Medizinstudierenden verlegt werden, oder soll sie nach beendetem Studium durch Fortbildungskurse für praktische Ärzte erfolgen?

1. Teleky weist darauf hin, „welchen Schwierigkeiten die Durchführung jeder Anzeigepflicht und insbesondere der Anzeigepflicht ge-

werblicher Erkrankungen in praxi begegnet, daß Abhängigkeit des Arztes vom Arbeitgeber, aber auch vom Arbeitnehmer ein Hindernis für die allgemeine Durchführung der Anzeigepflicht bildet. Wir können also keineswegs damit erreichen, daß auch nur annähernd alle Fälle gewerblicher Erkrankungen zur Anmeldung gelangen, und darin scheint mir die Gefahr der Einführung der Anzeigepflicht zu liegen, daß man sich dann der Meinung hingibt, wo keine Erkrankungsfälle zur Anzeige gelangen, dort kämen auch keine vor, die Zahl der Erkrankungsfälle sei an sich gering — eine Täuschung, der man sich auch in England hingegeben hat. Andererseits muß zugegeben werden, daß auch eine unvollständig ausgeführte Anzeigepflicht insofern von Nutzen sein kann, als sie wenigstens einen Teil der Fälle zur Kenntnis der Behörden bringt. Wenn diese dann über die nötigen sachverständigen Organe verfügt, um Erhebungen in jedem Falle anzustellen, und über die nötigen Machtmittel, um Abstellung vorhandener Übelstände zu erwirken, wenn diese sachverständigen Organe — Gewerbeärzte irgendwelcher Rangstufe — auch sonst durch häufige Kontrolle, durch Untersuchungen von Arbeitern in Betrieben, durch Zusammenarbeiten mit Krankenkassen usw. die Durchführung der Anzeigepflicht kontrollieren und fördern, dann kann durch dieses System ärztlicher Überwachung der gesundheitsgefährlichen Betriebe und der gefährdeten Arbeiterschaft auch die mangelhaft durchgeführte Anzeigepflicht von Nutzen, ihre Durchführung allmählich besser werden."

Auch R. Fischer betont sehr lebhaft die großen Schwierigkeiten, die der Einführung der Meldepflicht entgegenstehen, als deren hauptsächlichste er die Unsicherheit der ärztlichen Diagnose ansieht.

Wenn er ebenso wie Teleky unter starker Hervorhebung der Gefahren der Meldepflicht und der Schwierigkeiten ihrer Durchführung trotzdem zu einer Befürwortung ihrer Einführung gelangt, so wird von anderer Seite die Schwierigkeit so hoch geschätzt, daß die Einführung nicht oder wenigstens vorerst nicht (Gold- und Silber-Scheideanstalt) befürwortet wird. So möchte Ascher auf Grund der Zahlen der Frankfurter Ortskrankenkasse, bei der die Meldungen über Bleierkrankungen nur einige wenige im Jahre sind, erst eine Bewährung der bestehenden Meldepflicht für Bleierkrankungen abwarten; so betont P. Schmidt, daß die Erweiterung der Meldepflicht erst dann angezeigt scheint, wenn die notwendigen Voraussetzungen dazu gegeben sind, was zurzeit noch nicht der Fall sei. Worin diese Voraussetzungen bestehen, darüber ist später noch allerlei zu sagen. Für eine beschränkte Meldepflicht plädiert Blum: Er fordert sie nur für „gehäufte" Vergiftungen und versteht unter „gehäuft, wenn Erkrankungen, die sich wie gewerbliche Vergiftungen ausnehmen, in dem gleichen Betrieb innerhalb 12 Monaten mehrfach vorkommen". Ablehnend gegen die Erweiterung der Meldepflicht für ihren Tätigkeitskreis verhält sich die Buchdrucker-Berufsgenossenschaft, gegen Erweiterung „in jeder Form" Herxheimer. Auch Böttrich kann sich nicht dafür aussprechen; er betont, daß im allgemeinen nur solche Krankheiten meldepflichtig sind, die eine Gefahr für die Allgemeinheit in sich bergen. Das sei bei gewerblichen Vergiftungen nicht der Fall, er sehe deshalb auch aus der Erweiterung der Meldepflicht für diese keinen Nutzen für die Allgemeinheit entspringen. Wenn betont werde, daß sie durch die Statistik gefordert werde, so lasse sich dieser Zweck auch dadurch erreichen, daß Vertrauensarzt bzw. Krankenkasse die jährliche Meldung an einen beamteten Arzt gäben.

Gegenüber diesen zögernden oder ablehnenden Urteilen steht die weitaus größere Anzahl aller anderen Bearbeiter, die warm für die Erweiterung der Meldepflicht eintreten, sie zum Teil als dringend erforderlich bezeichnen.

Nicht nur sei die Kenntnis aller vorkommenden Fälle die einzige Möglichkeit zur Kontrolle über die Wirksamkeit der getroffenen Maßnahmen (Hanauer, Chajes, Thiele), sondern sie schaffe auch Unterlagen für die Verhütung gewerblicher Vergiftungen sowie für das Verfahren zur Entschädigung vorgekommener Erkrankungen (Mansfeld). Ähnlich sieht Curschmann den Zweck der Meldepflicht darin, „Material über diese Erkrankungen selbst zu gewinnen, um daraus die Möglichkeiten ihrer Vermeidung oder Einschränkung herzuleiten; ferner die sicheren Unterlagen für eventuelle Entschädigungsansprüche zu gewährleisten". Auch R. Fischer glaubt, daß nur die Meldepflicht imstande ist, im Lauf der Jahre ein immer klareres Bild über Art und Umfang der gewerblichen Vergiftungen zu schaffen.

„Die Gewinnung einer die unerläßliche Voraussetzung einer systematischen Bekämpfung bildenden Statistik muß praktischerweise mit der Anzeige jedes einzelnen Falles an die berufene Stelle einsetzen" (Ehrenhofer).

Daß alle befragten Arbeitnehmerverbände die Erweiterung der Meldepflicht mindestens für alle Vergiftungen ihres Berufs befürworten würden, war anzunehmen und ist auch eingetroffen. Aber auch fast alle Ärzte der verschiedensten Tätigkeitsgebiete sowie die Gewerbeaufsichtsbeamten sind sich hier einig, wenn auch geringe Schwankungen zu verzeichnen sind. So erblickt Quincke augenblickliche Schwierigkeiten für die Einführung der ihm an sich wünschenswerten Erweiterung der Meldepflicht in der Möglichkeit, daß es augenblicklich bei der Formulierung zu überstürzten Beschlüssen kommen könne; eine Befürchtung, die durchaus nicht von der Hand zu weisen ist. Mit der Beschränkung der Meldepflicht auf gewerbliche Vergiftungen erklärt sich Ehrenhofer nicht einverstanden. Darüber ist noch mehr bei Frage 3 zu sagen. Über die bloße Erweiterung der Meldepflicht hinaus wird auch von mancher Seite eine Verbesserung gewünscht. Den Verdacht gewerblicher Vergiftungen wollen meldepflichtig machen Frey, Neißer und Thiele, Strafe auf die Unterlassung der Meldung fordert Thiele.

Über die Form der Meldung gehen die Ansichten auseinander. Als einfachste Form wird eine Notiz auf dem Krankenschein empfohlen (Holtzmann, Hopmann, Mansfeld). Diese dürfte jedoch den von ärztlicher Seite zu stellenden Forderungen (Grundlage zu weiterer Erforschung der gewerblichen Vergiftungen) nicht genügen. Daß die Meldepflicht nur dann Erfolg hat, wenn die Meldung an Hand eines von Sachverständigen sorgsam aufgestellten Anzeigevordrucks erfolgt, betont R. Fischer. Dementsprechend schlägt ein großer Teil der Bearbeiter ein der Unfallmeldung analoges Verfahren vor, weitere stellen das für die meldepflichtigen übertragbaren Erkrankungen vorgeschriebene Vorgehen als Muster auf. Auch das in Bayern schon eingeführte Formblatt wird empfohlen mit einer Erweiterung, daß bestimmte Fragen über das Symptomenbild gestellt werden, die eine Begründung der Diagnose ergeben (Koelsch); endlich werden auch noch neue Formulare vorgeschlagen. Am ausführlichsten ist hier Schoenfeld; nach seinem Vorschlag enthielte ein derartiger Vordruck folgende Rubriken:

Vor- und Zuname, Alter, Wohnung, Beruf des Kranken:
Art der Krankheit:
Angabe der Betriebsstätte:
Angabe der Zeitdauer der Erkrankung
   a) bei Erwerbstätigkeit:
   b) bei Erwerbsunfähigkeit:
Trat die Erkrankung während der Arbeit an der genannten Betriebswerkstätte ein?
Bestand diese Erkrankung schon an einer anderen Betriebsstätte? An welcher?   Wann?
Erkrankten auch Angehörige des Kranken, die nicht in der genannten Betriebsstätte bzw. in demselben Berufe tätig waren, an derselben Krankheit?

Da die Beantwortung derartiger ausführlicher Fragen immerhin einen nennenswerten Zeitaufwand erfordert, kann diese Arbeit dem vielbeschäftigten Kassenarzt nicht ohne Entschädigung zugemutet werden. Dementsprechend wird auch eine Gebühr für jede Meldung gefordert (Thiele, Chajes, R. Fischer). Damit wäre auch wohl eine wirksame Überwindung der von Ascher betonten, „bei Ärzten allgemein vorhandenen Abneigung gegen Gesetze und Schreibwerk" gewährleistet. Durch Festsetzung einer Vergütung für die Meldung würde nach R. Fischer „nicht nur das Interesse des Arztes für gewerbliche Vergiftungen geweckt, sondern er kann dadurch auch von vornherein zu einer sorgfältigen Ausfüllung des Meldevordrucks angehalten werden".

Offen bleibt vorerst noch die sehr wichtige Frage, wie weit die Meldepflicht ausgedehnt werden soll. Die betreffenden Vorschläge gehen sehr stark auseinander. Von den schon erwähnten grundsätzlichen Ablehnungen jeder Meldepflicht bis zu einer Erfassung sämtlicher mit dem Beruf in Zusammenhang stehenden Erkrankungen, also auch Nichtvergiftungen, finden sich alle Zwischenstufen vertreten. Um Wiederholungen zu vermeiden, soll bei Punkt 3 eine Gesamtliste gegeben werden.

Zusammenfassend ist zu sagen, daß die übergroße Mehrzahl für eine Erweiterung der Meldepflicht gewerblicher Vergiftungen auf Grund einer aufzustellenden Liste und eines Vordrucks eintritt, daß von einigen Stellen auch die Meldung von Verdachtsfällen und die Honorierung der Meldung gefordert wird.

2. Die Stellen, die für Erstattung der Meldung genannt werden, lassen sich in zwei Gruppen einteilen, in nichtärztliche und ärztliche. Von ersteren sind genannt:

1. Der Geschädigte (Heinke, Bauarbeiter-Verband, Schwerin).
2. Der Betriebsrat (Gemeinde- und Staatsarbeiter-Verband).
3. Die Berufsgenossenschaft (Bäcker- und Konditoren-Verband).
4. Der Arbeitgeber (Zentr.-Arb.-Sekret., Bachfeld, Bleifarbenfabrikanten, Curschmann, Südd. Edel- und Unedel-Metall-Berufsgenossenschaft, Ernst Francke, Heinke, Bauarbeiter-Verband, Gemeinde- und Staatsarbeiter-Verband, Tauß, Teleky).
5. Organe des Arbeitgebers und zwar
   a) Betriebsleiter (Blum, Frey, Neißer, Quincke),
   b) Betriebsarzt (s. unten),
   c) Betriebskrankenkasse (s. unten),
6. Gewerbeinspektor (Chajes).

Für die Meldung durch den Arzt werden vorgeschlagen:

1. Der behandelnde Arzt schlechthin (Bachfeld, Chajes, Ehrenhofer, Fabrikarbeiter-Verband, Frey, Hanauer, Karlsruher Ärzte-Verein, Koelsch, Mansfeld, Neißer, Quincke, Rapmund, Schmidt, Schoenfeld, Schwerin, Thiele, Teleky, Zinn, Hopmann, R. Fischer, Koenig).
2. Der Fabrikarzt (Chajes, Böttrich, Hanauer).
3. Der Gewerbearzt (Schoenfeld),
4. Der Amtsarzt (Ehrenhofer).
5. Der Krankenhausarzt (Hanauer, Neißer).
6. Der Zahnarzt (falls dieser „behandelnder Arzt" ist) (Neißer).
7. Die Krankenkasse (Frey, Tauß, Teleky, Koenig).
8. Die Betriebskrankenkasse (Böttrich).

Von den genannten Stellen scheiden als meldepflichtig wohl die Berufsgenossenschaften und der Gewerbeinspektor von vornherein aus. Auch dann verbleibt noch reiche Mannigfaltigkeit der Vorschläge, die durch die aus obigem ersichtlichen Doppelvorschläge weiter erhöht wird. Diese sind aus dem Gedanken entstanden, daß eine Meldung die andere kontrollieren soll. Um dieses Ziel zu erreichen, müssen die beiden Meldungen aus entgegengesetzten Lagern kommen, also etwa vom Geschädigten und vom Arbeitgeber.

Als Form wird außer der Meldung jedes einzelnen Falles auch die monatliche Sammelmeldung der Krankenkasse und die jährliche Sammelmeldung des Vertrauensarztes (Böttrich) vorgeschlagen. Sollen Nachforschungen nach den Einzelheiten der Meldungen möglich sein, so ist natürlich die möglichst rasche Einzelmeldung nötig, wie sie von den meisten Antworten gefordert wird.

Als Stellen, an die die Meldung erfolgen soll, erscheinen:

1. Die Berufsgenossenschaft (Zentr.-Arb.-Sekret., Bleifarbenfabrikanten, Südd. Edel- und Unedel-Metall-Berufsgenossenschaft, Ellinger, Ernst Francke, Hopmann).
2. Die Gewerbeämter (Schoenfeld, Tauß).
3. Die Polizei (Bachfeld, Gemeinde- und Staatsarbeiter-Verband, Zinn, Sommerfeld).
4. Die Gewerbeaufsicht (Blum, Bleifarbenfabrikanten, Chajes, Ehrenhofer, Ellinger, Frey, Hanauer, Holtzmann, Mansfeld, Quincke, Gemeinde- und Staatsarbeiter-Verband, Metallarbeiter-Verband, Verband der Töpfer, Schoenfeld, Tauß, Thiele, R. Fischer).

Speziell:

4a. Der Landesgewerbearzt (Böttrich, Ellinger, Teleky).
5. Der Amtsarzt (Kreisarzt) (Bachfeld, Blum, Böttrich, Ellinger, Frey, Mansfeld, Neißer, Rapmund, Verband der Töpfer, Schmidt, R. Fischer, Koenig).
6. Städtisches, bzw. Kreis- oder Landes-Gesundheitsamt, Landessanitätsbehörde (Buchdrucker-Verband, Ehrenhofer, Neißer, Rapmund, Schoenfeld).
7. Kassenarzt (Heinke).
8. Krankenkasse (Ernst Francke, Karlsruher Ärzte-Verein, Mansfeld, Thiele, Zinn),

Auch hier werden, wie ersichtlich, Kombinationen zweier oder dreier Stellen vorgeschlagen.

Die Frage, welcher Weg der gangbarste ist, läßt sich nur entscheiden, wenn man sich über die zu verfolgenden Ziele klar ist. Die Meldepflicht soll zunächst die Grundlage für wissenschaftliche Erforschung der Erkrankung sein. Demzufolge muß der Arzt dem Arzt melden. Sie soll ferner die Verhütung ähnlicher Erkrankungen im Betrieb ermöglichen. Das erfordert die Meldung an die Gewerbeaufsichtsbehörde. Sie soll endlich eine Grundlage für eventuelle Entschädigung des Erkrankten geben: also muß auch der Träger der Entschädigung, die Berufsgenossenschaft, Nachricht bekommen.

In den Ländern, die einen Landesgewerbearzt besitzen, sind die beiden ersten Forderungen leicht zu erfüllen durch Meldung an die Gewerbeaufsicht, die die Anzeigen ihren technischen und ärztlichen Mitgliedern vermittelt. Da, wo noch kein Landesgewerbearzt besteht, wird die Sache weniger einfach; hier muß Meldung erfolgen außer an die Gewerbeaufsicht auch an den nächsten Amtsarzt. Diejenigen Bearbeiter, die die Zentralisierung der Meldungen an einer ärztlichen Stelle fordern, vergessen, daß der Gewerbeaufsichtsbeamte aus den Meldungen wichtige Schlüsse auf die gesundheitlichen Verhältnisse seines Bezirks ziehen kann. Die Zentralisierung muß bei derjenigen

Behörde erfolgen, die sich am meisten mit der Überwachung des Gesundheitszustandes der gewerblichen Arbeiter befaßt, das heißt bei der Gewerbeaufsicht. Die Meldung an den Kreisarzt kann nur als vorläufiger Zustand dort empfohlen werden, wo die Gewerbeaufsicht noch kein ärztliches Mitglied besitzt. Deren Anstellung ist dringend zu befürworten (Chajes, Hanauer, Teleky).

Ist damit die Frage, an wen gemeldet werden soll, beantwortet, so bleibt noch die zweite Frage, wer melden soll.

Daß das ärztliche Wissen bei der Meldung nicht entbehrt werden kann, geht aus der Erörterung über den Zweck der Meldepflicht hervor. Und zwar soll der behandelnde Arzt ganz allgemein der Meldende sein, d. h. der Arzt, der die Vergiftung zuerst als gewerbliche erkennt. Die Bedenken, die manche Bearbeiter infolge der mehr oder weniger gemutmaßten Abhängigkeit der Ärzte von Arbeitgeber oder Arbeitnehmer haben (Ehrenhofer, Chajes, Fabrikarbeiter-Verband, Teleky) werden gegenstandslos, wenn außer der ärztlichen Meldung noch eine zweite erfolgt. Diese könnte ganz gut vom Geschädigten oder vom Betriebsrat erfolgen.

Wenn also erstens der behandelnde Arzt der Gewerbeaufsichtsbehörde (bzw. auch dem Kreisarzt) auf einem Formular Meldung und zweitens der Geschädigte, evtl. der Betriebsrat, der Berufsgenossenschaft Anzeige macht, so ist sowohl die weitere Erforschung der Krankheit, die Statistik und die Verbesserung der Betriebe gewährleistet, auch sind die Interessen des Arbeitnehmers gewahrt. Auch der Arbeitgeber kommt zu seinem Recht; denn die Berufsgenossenschaft kann dem Einzelfall so gut nachgehen, wie sie bisher den Unfallanzeigen nachgehen konnte.

Endlich noch die Frage nach dem Zeitpunkt der Meldung. Wir haben seither mit Anfangsdiagnosen keine guten Erfahrungen gemacht. Demzufolge fordert Koelsch die Meldung, „sobald die Diagnose gesichert ist. Dabei wären möglichst alle, auch die leichteren Fälle zu melden; denn auch kleinste Intoxikationen können bei Häufung wohl schädigen. Vielleicht läßt sich für die Praxis der Ausweg betreten, daß die mit mindestens halb- (oder ein-) tägiger Arbeitsunfähigkeit einhergehenden Vergiftungsfälle gemeldet werden." (Ähnlich fordert Bachfeld drei Tage Arbeitsunfähigkeit als Vorbedingung der Meldung.) Jedenfalls ist klar, daß, wenn Nachforschungen nach dem Einzelerkrankungsfall durch den beamteten Arzt angestellt werden sollen — und das erscheint unumgänglich — daß dann eine monatliche Sammelmeldung — oder gar eine jährliche — nicht ausreicht.

Frage 2 wäre also dahin zu beantworten, daß
  a) der behandelnde Arzt nach Sicherung der Diagnose der Gewerbeaufsicht (bzw. wo diese kein ärztliches Mitglied besitzt, auch dem Kreisarzt),
  b) der Geschädigte der Berufsgenossenschaft
    Meldung erstattet, etwa mit der Modifikation, daß der Arzt zur Meldung verpflichtet, der Geschädigte berechtigt wird.

3. Wenn die Mehrzahl der Antworten sich auf die Meldepflicht der gewerblichen Vergiftungen, die wissenschaftlich genau erforscht sind, beschränken will, so geschieht das aus taktischen Gründen: man will die Neuerung der Meldepflicht nicht von vornherein dadurch in Mißkredit bringen, daß man ihr nicht genügend scharf umrissene Krankheitsbilder unterstellt. Diese vorläufige Beschränkung ist wohl so gedacht, daß die aufzustellende Liste in gewissen Zeitabständen einer Revision unterworfen werden soll. Als Vergiftungen, die jetzt schon hinreichend zu erkennen sind, ergeben sich diejenigen durch

a) Blei, Quecksilber, Phosphor, Arsen; Nitro- und Amidoverbindungen; ferner der Anilismus in schweren Fällen, die akute Leberatrophie, Blasenerkrankungen in Sprengstoff- und Anilinfarbenfabriken, Krebs der Schornsteinfeger.

Außer Vergiftungen werden noch eine ganze Reihe anderer Berufserkrankungen als der Meldepflicht würdig bezeichnet. Von diesen erscheinen genügend in ihrer Diagnose gesichert:

b) Milzbrand, Rotz, Wurmkrankheit, Maul- und Klauenseuche, Aktinomykose, Nystagmus, Drucklufterkrankungen, Katarakt bei Ofenarbeitern.

Über diese hinaus wird noch für die Meldepflicht genannt:

c) Die Tuberkulose in Betrieben mit organischem Staub, im Bäckerberuf, durch Übertragung beim Schlachten tuberkulösen Viehs, bei Töpfern und Berufsgenossen, bei Steinhauern, bei Bauarbeitern.
Die Steinlungen.
Die Thomasschlacken-Pneumonien.
Rheumatismen.
Die Schwerhörigkeit höheren Grades in Lärmberufen.
Gewerbeekzeme bei Bauarbeitern, Buchdruckern.
Satinholzdermatitis.
Der Glasbläserstar, die Lues der Glasbläser.

Noch weiter geht Tauß, der auch auf die „Verkrümmungen der Hand, der Füße, auf die Beeinträchtigungen des Sehvermögens und des Gehörs hinweist (Hand: Feilenhauer, Schmiede; Füße: Hafner; Augen: Hüttenarbeiter, Glasbläser, Glühlampenarbeiter; Gehör: Hammerschmiede)."

Endlich werden von einer Reihe von Bearbeitern, namentlich von den Arbeiterverbänden, schlechthin „alle Berufskrankheiten" für die Meldepflicht genannt.

Diese dritte Gruppe bedarf der näheren Besprechung. Es erscheint außerordentlich weitgehend, die Krankheiten dieser Gruppe der Meldepflicht zu unterwerfen.

Der Begriff „Berufskrankheiten" unterliegt zu sehr der subjektiven Beurteilung (Rapmund, ähnlich R. Fischer). Auch Neißer betont die Schwierigkeit der Abgrenzung der übrigen Berufserkrankungen, als welche er Plattfüße, Frauenerkrankungen bei Wäscherinnen, Berufserkrankungen bei geistigen Arbeitern als Beispiele nennt, und empfiehlt zunächst Beschränkung der Meldepflicht auf bestimmte gewerbliche Vergiftungen. Man wird auch mit allgemeinen Definitionen wie „alle Krankheiten, die eindeutig oder mit überwiegender Wahrscheinlichkeit erfahrungsgemäß auf den Beruf zurückgeführt werden" (Hanauer), in der Praxis nicht allzuviel anfangen können, sondern wird eine genaue Liste aufstellen müssen (Heinke, Ehrenhofer u. a.), die die meldepflichtigen Berufskrankheiten, unter Umständen unter Nennung des Berufs, in dem die Krankheit vorkommen muß, um gemeldet zu werden (holländisches Vorbild bei Kategorie B), enthält. „Während die Erfassung der gewerblichen Vergiftungen bei der Meldung relativ leicht ist, werden die Berufskrankheiten als solche erheblich schwerer abzugrenzen sein. Es würde sich um die Feststellung handeln, daß tatsächlich eine Berufskrankheit vorliegt (Chajes, ähnlich Ehrenhofer). Diese Feststellung ist oft sehr schwer, wenn nicht unmöglich.

Wie soll man z. B. bei den tuberkulösen Erkrankungen den Beruf als alleinige Ursache feststellen. Bei der Tuberkulose spielen so viel andere Faktoren eine den Berufseinwirkungen oft gleichkommende Rolle, daß es verfehlt wäre, jede in einem tuberkuloseverdächtigen Beruf vorkommende Lungenschwindsucht auf den Beruf zurückzuführen. Man kann zwar nicht verlangen, daß nur eine solche Krankheit, die ausschließlich durch den Beruf entstehen kann, als Berufskrankheit anzusehen ist (auch chronische Bleivergiftung z. B. kann durch außerberufliche Einflüsse entstehen); aber man muß verlangen, daß diejenigen Fälle von Berufserkrankungen, die der Meldepflicht unterworfen werden sollen, eindeutig auf den Beruf zurückzuführen sind. Auch die Forderung, alle Gewerbeekzeme meldepflichtig zu machen, erregt Bedenken. Bei den gewerblichen Hauterkrankungen muß man unterscheiden zwischen solchen, die durch das Arbeitsmaterial und solchen, die durch Reinigungsmittel entstehen. Während bei der ersten Gruppe nur vorläufige Bedenken, die in der Richtung der Sicherung der Diagnose liegen, geltend zu machen sind, ist bei der zweiten Gruppe die Frage aufzuwerfen, ob der Arbeitnehmer beanspruchen kann, daß alle färbenden Spuren der Arbeit sich von seiner Haut vertilgen lassen müssen, selbst mit Hilfe von Reinigungsmitteln, die die Haut selbst angreifen. Diese Frage wird im allgemeinen wohl durch die Lohnhöhe entschieden werden; während des Krieges wurde die Gelbfärbung von Haut und Haaren in der Sprengstoffindustrie willig ertragen, da der hohe Lohn einen Ausgleich dafür bot. — Auch die Frage, ob die Meldepflicht sich auch auf Rheumatismen in dazu prädestinierenden Berufen erstrecken soll, ist nicht einfach zu beantworten, wenn man sich erinnert, welcher Beliebtheit sich behauptete Rheumatismen im Kriege bei der Untersuchung auf Felddiensttauglichkeit erfreuten; ähnliches wäre wohl auch in der Industrie zu erwarten, zumal da die Möglichkeit einer Entschädigung, wenn auch in noch so weiter Ferne, winkt. — Endlich schlechthin „alle Berufserkrankungen" meldepflichtig zu machen (wie es z. B. das Zentralarbeitersekretariat, der Verein Deutscher Bleifarbenfabrikanten u. a. fordern), erscheint heutzutage als völlig unmöglich. Das kann als das anzustrebende Endziel aufgestellt werden. Um es zu erreichen, ist jedoch bei der Einführung der Meldepflicht eine weitgehende Beschränkung etwa auf die in Gruppe 1 und 2 genannten Krankheiten, nötig. Auf eine solche Beschränkung läuft z. B. auch die Forderung des Metallarbeiterverbandes hinaus, „alle Berufskrankheiten, soweit sie erkennbar und erfaßbar sind", meldepflichtig zu machen. Koelsch, Curschmann, Koenig u. a. empfehlen sogar zunächst die Beschränkung auf einige gewerbliche Vergiftungen und vorläufigen Verzicht auf sonstige Berufserkrankungen. Erst müssen Ärzte, Behörden, Arbeitgeber und Arbeitnehmer sich allmählich in die neuen Verhältnisse einleben, erst muß die Durchführung einer beschränkten Meldepflicht deren Nutzen auch denen erweisen, die heute noch zweifeln, erst muß die wissenschaftliche Forschung weitergehen, ehe man die Meldepflicht auf mehr oder endlich vielleicht auf alle Berufserkrankungen ausdehnen kann.

4. Bei der Frage nach der Entschädigung der Berufskrankheiten scheiden sich die Antworten noch mehr als bei der vorhergehenden nach den Ansichten über die schon vorhandenen oder nicht vorhandenen Möglichkeiten. Von einer Reihe Bearbeiter wird eine möglichst weitgehende Entschädigung als grundsätzlich wünschenswert bezeichnet. So schreibt K. B. Lehmann: „Ich wünsche, daß möglichst viele Krankheiten und Schädigungen, die durch den Fabrikbetrieb hervorgerufen werden, entschädigt werden und möchte, daß alle, die sich sicher diagnostizieren lassen, so bald als möglich entschädigt werden". Ähnlich tritt Hanauer „für eine möglichst weitgehende Entschädigung der Berufskrankheiten ein; es sollen nicht nur sämtliche gewerbliche Vergiftungen den Betriebsunfällen gleichgestellt werden, sondern auch diejenigen Krankheiten, welche nach wissenschaftlichen Erfahrungen mit größter Wahrscheinlichkeit auf den Beruf zurückgeführt werden". Oder Chajes: „Es müßten alle gewerblichen Vergiftungen entschädigungspflichtig sein; die anderen Berufserkrankungen nur insoweit, als sie eben einwandfrei als Berufserkrankungen nachgewiesen sind". Schlechthin „alle Berufskrankheiten" wollen entschädigt wissen: der Verein Deutscher Bleifarbenfabrikanten „nach einem Übergangszeitraum, welcher gestattet, zunächst mal Erfahrungen zu sammeln", Ehrenhofer: „volle Erfassung des zu bekämpfenden Übels", Verband der Fabrikarbeiter: „alle Berufserkrankungen, die eine dauernde Gesundheitsschädigung und Erwerbsbeschränkung zur Folge haben", Heinke, die Verbände der Bäcker und Konditoren, der Bauarbeiter, der Fleischer, der Gemeinde- und Staatsarbeiter, der Metallarbeiter, der Töpfer und Berufsgenossen, Schoenfeld (unter Betonung der Notwendigkeit genauer ärztlicher Gutachten), Thiele: „soweit wissenschaftlich der Zusammenhang zwischen Beruf und Krankheit im einzelnen Fall feststeht", das Zentralarbeitersekretariat, Zinn. Wesentlich vorsichtiger sind Teleky: „nur die

spezifischen Berufskrankheiten sollen in Bezug auf Entschädigung eine besondere Stellung einnehmen; das sind solche Berufskrankheiten, die einzelnen Gewerben in gewissem Sinne eigentümlich sind, so daß wir in jedem Einzelfalle einer derartigen Erkrankung, die einen Angehörigen eines dieser Erkrankung entsprechenden gesundsheitsgefährlichen Betriebs befällt, mit einer an Sicherheit grenzenden Wahrscheinlichkeit sagen können, daß es sich um eine gewerbliche Erkrankung handelt" und Schultz: „neben den gewerblichen Vergiftungen auch andere Berufserkrankungen, z. B. berufliche Infektion, zu entschädigen, wäre wohl wünschenswert". Die Mehrzahl der Befragten fordert lediglich Entschädigung für die gewerblichen Vergiftungen oder sogar nur für einen Teil von diesen. Von verschiedenen Seiten wird ferner auch hier vorsichtiges Vorgehen empfohlen; so schreibt Koelsch: „Ich glaube, man sollte anfangs den Kreis der entschädigungspflichtigen Affektionen möglichst eng fassen, bis die Sache richtig eingelebt ist, und dann allmählich erweitern; vorerst vielleicht einige chronische chemische Schädigungen: Blei, Quecksilber, Phosphor, Schwefelkohlenstoff, Benzol, aromatische Nitro- und Amidoverbindungen anerkennen. Dann Erweiterung auf die obengenannten anderen Gewerbekrankheiten". Ähnlich Curschmann: „Ich würde vorschlagen, wenn überhaupt zunächst an eine Entschädigung für gewerbliche Vergiftungen zu denken ist, diese Entschädigungspflicht nicht sofort einzuführen, sondern erst mehrere Jahre der Meldepflicht abzuwarten, um zu sehen, wie sich die Entschädigungspflicht praktisch durchführbar erweist und in welchem Umfange sie etwa in Anspruch genommen werden wird. Es würden m. E. zunächst für die Meldepflicht lediglich in Frage kommen: die gewerblichen Vergiftungen durch Blei, Quecksilber, Phosphor, Arsen, Nitro- und Amidoverbindungen der Kohlenwasserstoffe, Schädigungen durch ätzende Gase". Ebenso begrenzt den Umkreis einer Entschädigungspflicht die Süddeutsche Edel- und Unedelmetall-B.-G.

Auch R. Fischer will die Entschädigung auf die gewerblichen Vergiftungen beschränkt wissen, hält sie allerdings hier für ebenso berechtigt und billig wie die Entschädigung bei Unfällen.

Wenn ein anderer Beantworter zwar nur die gewerblichen Vergiftungen meldepflichtig wissen, aber alle Berufserkrankungen entschädigen will, kann das nur als ein Fehler gegen die Logik betrachtet werden.

Die Lage des Einzelfalles eines Teils der Vergiftungen als ausschlaggebend zu betrachten, empfiehlt Quincke, eine vorläufige Beschränkung auf die Bleifälle P. Schmidt und auch das nur, „wenn wissenschaftliche diagnostische Untersuchungsstellen und verläßliche Gutachter nachgewiesen sind". Von einer Entschädigungspflicht vorerst ganz abzusehen, raten Bachfeld und Hopmann.

Rubner betont, daß „meldepflichtige und entschädigungspflichtige Krankheiten auseinandergehalten werden sollten, bis Vorkehrungen getroffen sind, welche das Erkranken verhüten können; wenn diese doch eintreten durch Nichtbeachten der Vorschrift, sind sie doch nicht entschädigungspflichtig. Außerdem ist das Erkranken im Beruf doch noch abhängig von dem Menschen, der sich ohne die richtige Berufswahl einem Beruf zuwendet". Daß ein Vorschlag auf Entschädigung „unter der Berücksichtigung der allgemeinen Lage für lange Zeit aus praktischen Gründen unratsam sei", erwähnt Schulz.

Sucht man unter Berücksichtigung der diagnostischen Schwierigkeiten, über die noch weiter unten mehr zu sagen sein wird, sowie derjenigen, die sich der Entschädigungspflicht wie jeder Neuerung entgegenstellen, unter Berücksichtigung der allgemeinen Finanzlage einerseits, der zweifellosen Gerechtigkeit der Entschädigung jedoch und dem Verlangen weiter Kreise nach einer solchen andererseits die mittlere Linie zu ziehen, so wird man ungefähr auf die Vorschläge von Curschmann und Koelsch kommen. Unbedingt nötig wäre auch hier die Aufstellung einer genauen Liste der zu entschädigenden Krankheiten.

5. Die Frage nach der Maßgeblichkeit der Diagnose konnte natürlich nur gestellt werden, wenn schon Zweifel an der Richtigkeit der Diagnosen bestanden. Diese Zweifel finden in einer Reihe von Antworten ihre Bestätigung. So schreibt K. B. Lehmann: „Die Diagnose halte ich in vielen Fällen für sehr schwer. Ich habe selbst eine größere Anzahl von Obergutachten gemacht, wobei ich mich von der großen Verantwortung solcher Gutachten überzeugen konnte. Immerhin wird es viele Fälle geben, wo die Diagnose des behandelnden Arztes genügt, namentlich wenn es ein Fabrikarzt ist, der jahrelang Gelegenheit gehabt hat, gewerbliche Vergiftungen zu sehen und in der Mehrzahl der Fälle sich doch spezialistisch mit diesen Fragen beschäftigt hat". Ähnlich Schoenfeld: „Ich habe im Laufe der Jahre immer mehr die Beobachtung gemacht, daß Gewerbekrankheiten in den allerseltensten Fällen vom behandelnden Arzt als solche erkannt wurden. So z. B. wurde von der Gesamtheit der Ärzteschaft in Leipzig fast nie eine Ursolvergiftung diagnostiziert, bzw. auf den Krankenbüchern als solche bezeichnet, außer von Ärzten, die mit ihr vertraut waren, weil sie in der Nähe der Rauchwarenzurichtereien und -Färbereien ihre ärztliche Tätigkeit ausübten. Ich habe zwei Fälle beobachtet, die in Lungenheilstätten verwiesen worden waren, ohne je an Tuberkulose gelitten zu haben. Sie litten an Ursolvergiftung. Umgedreht der Fall war es mit den Bleivergiftungen. In Leipzig mit seinem ausgebreiteten polygraphischen Gewerbe wurde vor Jahren fast jeder Schriftsetzer für bleikrank erklärt. Wie wenig dies der Fall war, zeigt die Statistik auf Grund des Blutbefundes. Seit dem Bekanntwerden der Blutuntersuchung werden in den letzten Jahren für Leipzig eher zu wenig Bleidiagnosen gestellt. Auf Grund dieser und anderer Erfahrungen stehe ich nicht an, zu behaupten, daß die Statistiken unserer Berufs- und Volkskrankheiten im Deutschen Reich trotz vielen Aufwandes an Zeit und Geld von Anfang an unrichtig sind und daß es notwendig ist, hier kraftvoll zu reformieren". Und Teleky: „Die Ausbildung der derzeit in Praxis befindlichen Ärzte

auf diesem Gebiet erscheint mir vollständig ungenügend". Ähnlich Rubner: „Es ist notwendig, Material über das Vorkommen von Berufskrankheiten von den Kassenärzten zu sammeln, deren Angaben wären aber erst besonders nachzuprüfen. Es ist zu erwarten, daß eine Anzahl von Vorkommnissen als Berufskrankheiten erklärt werden, die es gar nicht sind. Einen Entscheid hierüber dem Kassenarzt zu überlassen, geht nicht an." Auch Sommerfeld will die Diagnose des behandelnden Arztes nur dann als maßgebend betrachten, wenn sie vom Kreisarzt anerkannt wird. Wie es mit den sachlichen Vorbedingungen dieser Anerkennung durch den Kreisarzt steht, wird noch zu erwägen sein.

Die Frage nach der Richtigkeit und Maßgeblichkeit der Diagnose kann gestellt werden aus allgemeinen medizinischen und statistischen Gründen, um der Meldepflicht etwa das von Schoenfeld geforderte sichere Fundament zu geben; sie muß gestellt werden, wenn eine Entschädigungspflicht festgelegt wird. Von denjenigen Bearbeitern, die eine solche noch nicht festlegen wollen, wird auch die Frage der Diagnosenprüfung als vorläufig ohne Bedeutung erklärt (Bachfeld). Die Mehrzahl der Mitarbeiter fordert besondere Eigenschaften des Arztes, dessen Diagnose als maßgebend betrachtet werden soll; nur wenige wollen sich mit der Diagnose jedes behandelnden Arztes schlechthin begnügen. Von diesen geforderten Eigenschaften ist die eine der amtliche Charakter des Arztes, sicherlich in dem Gedanken, daß durch diese Amtseigenschaft die Unparteilichkeit des Urteils gewährleistet ist. Zunächst wird hier der Kreisarzt genannt (Rubner, Schmidt, Frey, Verband der Bauarbeiter). Diesen Wünschen sei das Urteil von K. B. Lehmann gegenübergestellt: „Der Kreisarzt dürfte im allgemeinen von den Sachen nicht mehr verstehen als wie der praktische Arzt; es scheint mir auch bedenklich, die Funktion des Kreisarztes noch auf ein derartiges Gebiet auszudehnen". Auch Chajes, Ernst Francke, die Gold- und Silberscheideanstalt, Teleky und der Verband der Bauarbeiter betonen, daß die Ausbildung auch des beamteten Arztes nicht oder nicht immer hinreichend sei. Den Amtsarzt schlechthin fordern Ehrenhofer, Thiele, Mansfeld, den „Landesgewerbearzt, wo ein solcher nicht vorhanden, den Kreisarzt" Frey, Koelsch, Koenig, Mansfeld.

Ein anderer Teil der Antworten, und zwar der größere, hält dagegen das Fachwissen für diejenige Eigenschaft, die eine Diagnose maßgebend macht. Hier finden sich Schwerin, der Fabrikarbeiterverband, der Verein Deutscher Bleifarbenfabrikanten, Blum, Böttrich, Neißer, Ernst Francke, Tauß, Süddeutsche Edel- und Unedel-Metall-Berufsgenossenschaft, Curschmann, Schoenfeld, Lehmann, Verband der Steinarbeiter, zusammen. Dieses Sachverständnis wird allerdings bei verschiedenen Kategorien von Ärzten gesucht, es werden hier neben allgemeinen Bezeichnungen von bestimmten Gruppen genannt der Fabrikarzt, der Gewerbearzt, der Vertrauensarzt der Berufsgenossenschaft, der Kassenarzt.

Zur Schaffung besonderer Stellen tritt ferner eine Reihe von Antworten ein. So schlägt Chajes eine Gutachterkommission vor, solange nicht in jeder Provinz ein Landesgewerbearzt ist. „Zusammenarbeit geeigneter Stellen" ohne nähere Bezeichnung wollen das Zentralarbeitersekretariat, Schulz, Tauß. Bei Rekursen soll nach Tauß ein Schiedsgericht aus Juristen, Fachärzten und Fachleuten entscheiden. Ebenso soll nach Heinke die Entscheidung nicht dem Arzt allein überlassen werden, sondern es müssen hierbei mitentscheidend fachberufliche Arbeiter gehört werden.

Ein Vorgehen analog der Begutachtung von Unfällen empfehlen Rapmund, der Karlsruher Ärzteverein, Tauß. Curschmann fordert, „wenn man an eine Entschädigung der gewerblichen Vergiftungen denkt, besondere Vertrauensärzte der Berufsgenossenschaft, ähnlich den Aufsichtsbeamten derselben, für jede Sektion oder auch kleinere Bezirke, und in den Instanzen bei den Versicherungsbehörden, die über diese Fälle zu entscheiden haben, Ärzte mit besonderer Vorbildung, die Sitz und ausschlaggebende Stimme haben".

Wenn die Entscheidung des Landesgewerbearztes von vielen Seiten als sehr wertvoll bezeichnet oder er als Gutachter bzw. Obergutachter genannt wird (Chajes, Curschmann für die Berufungsinstanz, Ellinger, Frey für die Bezirke, in denen ein solcher existiert, Hanauer, Heinke, Ernst Francke, Herxheimer, Holtzmann, Verein Karlsruher Ärzte, Mansfeld, Quincke, Verband der Bauarbeiter, Ortskrankenkasse für das Buchdruckergewerbe Berlin, Verband der Gemeinde- und Staatsarbeiter, Verband der Maler, Lackierer und Weißbinder, Teleky), so rührt das zweifellos davon her, daß in dem Landesgewerbearzt die Vereinigung von besonderem Fachwissen mit der amtlichen Unparteilichkeit gesehen wird. Eine andere Frage ist freilich die, wieweit der Landesgewerbearzt durch diese neuen Anforderungen belastet wird. Wir kennen bisher nur je einen Landesgewerbearzt für ganze Staaten. Soll das in Zukunft so bleiben, und sollen dem landesgewerbeärztlichen Dienst noch neue Aufgaben zugeteilt werden, so müßten ihm Hilfskräfte beigegeben werden, die K. B. Lehmann in der „nötigen Zahl ausgebildeter Assistenten" sieht, Frey in der Unterstützung durch die Kreisärzte. Curschmann und Ellinger fordern landesgewerbeärztliche Stellen für jede Provinz, „damit in allen industriereichen Gegenden wirklich sachverständige Obergutachter vorhanden sind" (Ellinger). Da natürlich auch dem Landesgewerbearzt nicht ohne weiteres mit dem Amt der Verstand kommt, wäre entweder eine besondere Vorbildung für solche oder eine gewisse Bewährungsfrist in seinem Dienst, am besten, beides zu fordern, bevor sein Urteil als maßgebend anzuerkennen ist.

Den Gang der Ereignisse schlägt Koelsch so vor: „Die Diagnose des behandelnden Arztes wird an den Landesgewerbearzt bzw. Kreisarzt geleitet und dort sofort nach Eintreffen des Meldeblattes kritisch gewürdigt und, wenn nötig, noch ergänzt; diese letztere gesicherte Diagnose kann wohl als Grundlage des Verfahrens angenommen werden.

Dort werden die Meldeblätter registriert und zunächst gesammelt bzw. von dort an die zugehörige Versicherungsanstalt weitergegeben."
Ein ähnliches Verfahren empfiehlt noch der Verband der Maler.

6. Entscheidet man sich für eine Vorprüfung der Diagnosen in der von Koelsch vorgeschlagenen Weise, so kann, wie Koelsch selbst anführt, auf eine „Oberinstanz" verzichtet werden. Man hätte dann nach seinem weiteren Vorschlag nur dafür zu sorgen, daß für Obergutachten in besonderen Fällen besondere Sachverständige (Landesgewerbeärzte, Fabrikärzte, Toxikologen) bereit ständen, am besten in Form eines zwei- bis dreiköpfigen Kollegiums. An solche Kollegien, deren Aufgabe die Erstattung von Obergutachten in besonderen Fällen wäre, sowie die Überprüfung von Diagnosen in den Ländern, in denen ein Landesgewerbearzt fehlt, denken auch Schoenfeld, Curschmann, der den Vergleich mit dem Reichsgesundheitsamt zieht, Chajes, Lehmann. Die vertrauensärztliche Abteilung der Ortskrankenkasse empfiehlt zum Anschluß für eine solche Gutachterstelle Zinn, eine Kommission von Vertrauensärzten mehrerer Sektionen der zuständigen Berufsgenossenschaft der Verein Deutscher Bleifarbenfabrikanten. Sommerfeld empfiehlt „eine Kommission von 5 Mitgliedern, zu denen der behandelnde Arzt, der Kreisarzt und drei Ärzte gehören, die vom zuständigen Ministerium auf je 3 Jahre als beratende Mitglieder der Behörde ernannt werden" für die Entscheidung in Streitfällen, zur Nachprüfung der Diagnosen und zur Abgabe von Obergutachten ein Kollegium von drei Ärzten und dem obersten medizinischen Leiter des zuständigen Ministeriums. Ganz abgesehen davon, daß dem letztgenannten Herrn diese Tätigkeit wegen seiner anderen Amtsgeschäfte kaum noch aufgebürdet werden kann, ist die Unterscheidung Sommerfelds von „Entscheidung in Streitfällen" und „Erstattung von Obergutachten" nicht klar genug, um als Grundlage zu ausführbaren Vorschlägen dienen zu können.

Die Prüfungsstelle will Curschmann an zentrale Stelle der Berufsgenossenschaft verlegen, sie soll das gesamte Material der Meldungen bearbeiten, Obergutachten erstatten und wo nötig die Diagnose nachprüfen. Die Schaffung besonderer neuer Institute für diese Zwecke wird abgelehnt von Rubner, der für Preußen diese Aufgabe der Deputation für das Medizinalwesen überweisen will, und Rapmund, sowie die Ortskrankenkasse der Buchdrucker Berlin, die das Verfahren wie bei der Unfallentschädigung ausgestaltet sehen wollen, ebenso von Herxheimer und Lehmann, die auf die Universitätskliniken, Landesgewerbeärzte und Fabrikärzte verweisen. Dagegen wird die Schaffung entsprechender neuer Amtsstellen gefordert von Mansfeld, Thiele, Zentralarbeitersekretariat, Tauß, Ehrenhofer, Gold- und Silberscheide-Anstalt, P. Schmidt, Schwerin, Koenig, Verband der Fabrikarbeiter und anderen Arbeiterverbänden. Auch Frey steht auf dem gleichen Standpunkt, wenn er die Unterstützung beamteter Ärzte durch staatliche gewerbehygienische Institute wünscht. Ferner hält Blum die Einrichtung von besonderen Stellen zur Abgabe von Obergutachten für notwendig, die Nachprüfung der Diagnose obligatorisch zu machen aber für zu weitgehend.

Solche neue Institute könnten, neben den genannten Aufgaben, Zentralstellen für die Erforschung der Gewerbekrankheiten und Ausbildungsstätten für den ärztlichen Nachwuchs werden, ähnlich wie sie Curschmann in Chem. Ind.[1]) empfohlen hat und wie eines im Anschluß an das Pathologische Institut Dortmund am 1. April 1920 schon ins Leben getreten ist. Für diejenigen, die an genügender Beschäftigung solcher Institute zweifeln, sei darauf hingewiesen, daß bei Erweiterung der Meldepflicht und noch mehr bei Einführung einer Entschädigungspflicht für Berufskrankheiten die Durchforschung der Gewerbekrankheiten eine wesentlich größere Rolle spielen und das gewerbehygienische Wissen von einem weitaus größeren Kreis von Menschen beherrscht werden muß, als es heute der Fall ist. Wie schlecht es in letzterer Hinsicht steht, zeigt aufs Neue ein Bericht über den letzten Kongreß für innere Medizin von einem Frankfurter Arzt (Dr. R. Koch, Frkftr. Ztg. 1 M. Bl. v. 29. April 1920), in dem die Ausführungen H. Curschmanns über die Ursolvergiftungen der Pelzfärber als etwas ganz Neues bezeichnet werden, nachdem schon 1902 von Criegern erklärt hatte, daß $^1/_3$ aller Ursolfärber in Leipzig bei ihrer Arbeit erkrankten.

Wie nötig aber die Verbreitung gewerbehygienischen Wissens unter der Ärzteschaft ist, werden wir gleich sehen.

7. Grundlage der Melde- und Entschädigungspflicht ist die Diagnose des Arztes. Es erscheint daher in diesem Zusammenhang wohl angezeigt, zu untersuchen, ob der praktische Arzt gemäß seiner Ausbildung imstande ist, richtige Diagnosen gewerblicher Erkrankungen zu stellen. Die dahingehende Frage wird von der übergroßen Mehrzahl der Bearbeiter mit einem uneingeschränkten „Nein" beantwortet. Wenn einige wenige Antworten zu einem mehr oder weniger stark verklausulierten Ja kommen, so kommt das fast dem „Nein" gleich. Denn eine Bejahung „nur mit großen Einschränkungen" (Koelsch) oder die Antwort, daß bei einem Teil der Ärzte die ausreichende Erfahrung in Frage zu stellen sei (Chajes), läßt doch ebenfalls den Schluß zu, daß die Ausbildung des Mediziners auf diesem Gebiet nicht ausreichend ist. Bestritten wird letztere Auffassung nur von Ehrenhofer, der, wenn er auch noch keine definitive Stellung zu dieser Frage nehmen will, doch seiner Empfindung Ausdruck gibt, daß „unsere Ärzte sowohl nach ihrem Ausbildungsgang als auch nach ihrer Betätigung im praktischen Beruf ganz wohl zur einwandfreien Diagnostizierung gewerblicher Erkrankungen befähigt sein können und daß, wenn der praktische Arzt oder der Amtsarzt in einem Falle versagt, wohl die Person desselben die Schuld tragen dürfte, nicht aber der Lehrgang des Arztes im allgemeinen". Doch muß man sich klar sein darüber, daß diese Antwort von einem Nichtmediziner, der also den Lehrgang des Arztes

---

[1]) 1919 S. 76.

aus eigener Erfahrung nicht kennt, stammt. Mit einer lediglich optimistischen Auffassung wie der des Verbandes der Töpfer („es ist ohne weiteres anzunehmen, daß ein jeder Arzt die Krankheitserscheinungen kennen muß und infolgedessen als Berufskrankheit erklären wird"), wird eine Förderung des Problems auch nicht erreicht. Näher den tatsächlichen Verhältnissen kommt schon die Ortskrankenkasse der Buchdrucker Berlin; sie beginnt zwar: „Im allgemeinen werden die praktischen Ärzte für die Diagnosen gewerblicher Erkrankungen ausreichen". Wenn sie jedoch fortfährt: „Jüngere Kassenärzte und vielbeschäftigte Ärzte machen sich manchmal das Leben leicht und schreiben bei nicht klar zu erkennender Diagnose die anerkannt gewerbliche Erkrankung als Krankheitsursache auf", so berührt sie damit den sehr wunden Punkt der Diagnosenstellung nach dem Beruf, statt nach dem Befund; es ist natürlich nicht zu entscheiden, ob die Diagnostizierung in solchen Fällen mehr, „um sich das Leben leicht zu machen", erfolgt oder ob es sich nicht um einen Ausdruck der Verlegenheit handelt, indem der Arzt sich über die wahre Natur der Krankheit nicht oder wenigstens noch nicht im klaren ist und sich aus der Schwierigkeit dadurch zieht, daß er die anerkannte Berufskrankheit lieber einmal zu viel als zu wenig anerkennt.

Die ernsthafteste Bejahung der vorliegenden Frage, die des Vereins Karlsruher Ärzte, lautet, daß „der Mediziner, der mit Erfolg die innere Klinik besucht und das Kolleg über Pharmakologie gehört hat, im allgemeinen genügend für die Diagnostizierung der oben genannten Berufskrankheiten ausgebildet ist". Sie wird allerdings erheblich eingeschränkt durch den Nachsatz: „Ärzte in solchen Gebieten, in denen die oben genannten Berufskrankheiten besonders häufig vorkommen, werden sich allerdings hierfür besondere Kenntnisse aneignen müssen". Sie wird ferner noch weiter eingeschränkt durch die Überlegung, daß hier eine Gruppe über ihre eigene Befähigung ein Urteil abgibt.

Der praktische Wert des medizinischen Unterrichts über Berufskrankheiten wird von Ellinger dahin gewürdigt: „Der Student hat im regulären Universitätsstudium kaum Gelegenheit, gewerbliche Vergiftungen zu diagnostizieren und in ihrem klinischen Verlauf zu beobachten, und die theoretischen Vorlesungen über gewerbliche Vergiftungen, sei es, daß sie besonders oder als Teil der allgemeinen Toxikologievorlesungen gehalten werden, können eine Sicherheit in der Diagnose so wenig gewährleisten wie das Hören einer Vorlesung über Infektionskrankheiten die sichere Erkennung dieser Erkrankungen". Und K. B. Lehmann: „Eine gewisse Ausbildung der praktischen Ärzte in Gewerbehygiene findet z. T. an den Hochschulen statt. Da es aber an sehr vielen Universitäten kaum möglich ist, gewerbliche Krankheiten am lebenden Menschen zeigen zu können, so wird sich dieser Unterricht, soweit er vom Kliniker und soweit er vom Hygieniker gegeben wird, darauf beschränken müssen, einige Hauptpunkte zu besprechen und auf Grundsätze in der Beurteilung gewerblicher Krankheiten aufmerksam zu machen." Diese beiden Urteile im Verein mit denen anderer Universitätslehrer (Schmidt, Herxheimer, Rubner, Quincke, Neißer) oder derer, die als Fabrik- oder Amtsärzte besondere Erfahrungen mit gewerblichen Erkrankungen sammeln konnten (Bachfeld, Schwerin, Curschmann, Böttrich, Holtzmann, Frey, Ascher, Rapmund) dürfen als objektiver anzusehen sein, so daß das „Nein" der großen Mehrzahl der Antworten als den Tatsachen entsprechend gelten kann.

8. 9. Darüber, daß eine Sonderausbildung wünschenswert erscheint, besteht bei allen Beantwortern kein Zweifel. Desto mehr jedoch über den Modus einer solchen.

Eine Beschränkung der Sonderausbildung auf Spezialisten fordert der Karlsruher Ärzte-Verein, analog seiner Beantwortung der Frage 7. Ein ähnlicher Standpunkt spricht sich in der Antwort Zinns aus, der sich von einer Sonderausbildung nicht viel verspricht, da später die Übung fehle. In beiden Fällen wird anscheinend das Auftreten gewerblicher Erkrankungen in der allgemeinen Praxis für sehr selten gehalten.

Die übrigen Bearbeiter lassen sich zunächst in zwei Gruppen teilen, von denen die eine die Ausbildung in den Lehrgang des Studierenden verlegen will, die andere in spätere Fortbildungskurse. Betont wird namentlich von den Universitätslehrern (Rubner, Lehmann), daß eine Sonderausbildung auf unserem Gebiet im üblichen Studiengang unmöglich sei. Dementsprechend fordern die meisten befragten Universitätslehrer Forbildungskurse nach beendetem Studium (Neißer, Herxheimer, Quincke, P. Schmidt, Hanauer, Chajes außer den genannten); andere (Bachfeld, Schwerin) schließen sich ihnen an. Gefordert wird jedoch (Neißer), daß die Grundlage der Ausbildung schon während des Studiums geschaffen werden soll. Damit stimmt eine weitere Anzahl überein, die eine gründliche Ausbildung während des Studiums fordern, die durch spätere Fortbildungskurse ergänzt werden soll. Betont wird dabei, daß die Ausbildung während des Studiums nur dann gründlich wird, wenn sie mit einer Prüfung abschließt (Ernst Francke, Hanauer, Böttrich, Neißer, Koenig, Curschmann, Verband der Töpfer). Die Klage, daß der Student heute mehr als je nur die „Pflichtfächer" hört, wird ja auch andererseits (z. B. Biesalski in Sozialhyg. Mitt. 1920, Heft 1) geäußert. Jedenfalls steht das fest, daß heutzutage der Besuch der fast an jeder Hochschule abgehaltenen Vorlesung über Gewerbehygiene ein äußerst schwacher ist. Die Hauptausbildung während des Studiums will Koelsch in das praktische Jahr verlegen. Ähnlich fordert Chajes einen Kursus am Schluß des praktischen Jahres.

Eine Vereinigung von beidem wünschen Holtzmann, Frey, Tauß, Thiele, Curschmann, Ernst Francke, Verband der Gemeinde- und Staatsarbeiter, Koelsch, Sommerfeld in der richtigen Erkenntnis, daß zunächst einmal eine feste Grundlage während des Studiums geschaffen werden soll, die dann durch Fortbildungskurse zu erweitern und zu festigen wäre. Besondere Vorschläge für solche Kurse machen Karlsruher Ärzte-Verein, W. Schultz; Bachfeld, Rubner und Frey wünschen größere Beachtung der gewerblichen Krankheiten in der Ausbildung der Kreisärzte. Hanauer regt besondere Kurse in industriereichen Gegenden an. Die Ausbildungsmöglichkeiten, die die Industrie bietet, wollen Schoenfeld und Lehmann ausnutzen; während dieser daran denkt, jüngeren Medizinern als Assistenten der Fabrikärzte Ausbildungsgelegenheit zu geben, fordert jener die Öffnung der Betriebe für Ärzte zu Studienzwecken durch gesetzliche Maßnahmen.

Das Ergebnis der Umfrage läßt sich dahin zusammenfassen, daß die große Mehrzahl der Bearbeiter grundsätzlich für Erweiterung der Meldepflicht und Einführung der Entschädigungspflicht ist, daß aber beides nur in sehr vorsichtiger Weise durchgeführt werden kann. Aus der Betonung der Wichtigkeit des landesgewerbeärztlichen Dienstes für die Prüfung der Diagnosen ergibt sich die Forderung nach allgemeiner Anstellung von Landesgewerbeärzten. Das Wissen des praktischen Arztes auf dem Gebiete der Gewerbekrankheiten ist heute unzureichend, bessere Ausbildung des studierenden Mediziners und des Arztes ist unumgänglich nötig.

Die Meldepflicht gewerblicher Krankheiten.
Bericht des Dr. med. Bachfeld,
erstattet im Auftrage der Fabrikarztkonferenz der Chemischen Industrie.

Der Bericht von Francke ist so ausführlich und erschöpfend, daß ich mich um so kürzer fassen kann. Es kann nicht meine Aufgabe sein, die Antworten auf die Umfrage des Instituts für Gewerbehygiene in derselben Weise durchzuarbeiten, wie es Francke bereits getan hat. Ich will mich nur an Hand der Antworten und des Berichtes von Francke über die fünf Fragen äußern.

1. Wer soll melden?
2. An wen soll er melden?
3. Wann soll er melden?
4. Was soll er melden?
5. Wie soll er melden?

Ich stimme Francke durchaus zu, wenn er auf S. 18 seines Berichtes ausführt:

„Die Frage, welcher Weg der gangbarste ist, läßt sich nur entscheiden, wenn man über die Ziele klar ist. Die Meldepflicht soll zunächst die Grundlage für die wissenschaftliche Erforschung der Erkrankung sein: demzufolge muß der Arzt dem Arzt melden.

Sie soll ferner die Verhütung der ähnlichen Erkrankungen im Betrieb ermöglichen: das erfordert die Meldung an die Gewerbeaufsichtsbehörde.

Sie soll endlich die Grundlage für die Entschädigung der Erkrankten geben: also muß der Träger der Entschädigung benachrichtigt werden."

Unter diesen drei Gesichtspunkten sollten die neuen gesetzlichen Vorschriften an die bestehenden Vorschriften anknüpfen, wie sie einerseits bei den Infektionskrankheiten und andererseits bei den Unfällen gehandhabt werden und wie sie daher allen Beteiligten, Ärzten und Arbeitgebern, geläufig sind.

Nun werden die Infektionskrankheiten durch den Arzt dem Kreisarzt gemeldet, die Betriebsunfälle durch den Arbeitgeber oder seinen Beauftragten der Polizei und der Berufsgenossenschaft. Die Polizei gibt die Unfallanzeige an die Gewerbeaufsichtsbehörde weiter. So werden die drei Gesichtspunkte, die Francke aufführt, einerseits bei den Infektionskrankheiten, andererseits bei den Betriebsunfällen gewahrt: sie könnten bei den gewerblichen Krankheiten ebenso gewahrt werden. Ich beantworte also die Frage: Wer soll melden? dahin, daß der behandelnde Arzt und der Arbeitgeber melden sollen.

Es ist in den Antworten auf die Rundfrage des Instituts für Gewerbehygiene auch der Gedanke aufgetaucht, die Betriebsräte mit der Meldung zu beauftragen. Die Pflicht der Betriebsräte, den Krankheiten in ihren Betrieben nachzugehen, besteht wohl ohnehin[1]). Aber sie sollen doch möglichst in Gemeinschaft mit dem Arbeitgeber für den Betrieb und seine Arbeiter sorgen — nicht gegen den Arbeitgeber und mit seiner Umgehung. Wenn die Betriebsräte die Anzeige einer gewerblichen Krankheit wünschen oder für nötig halten, so haben sie zunächst den Arbeitgeber zur Anzeige zu veranlassen. Dazu sind die Betriebsräte jederzeit in der Lage. Außerdem ist es ihnen aber ebensowenig wie irgendeinem anderen Staatsbürger verboten, die Behörden auf eine Gesetzesverletzung, nötigenfalls auch die Allgemeinheit durch die Presse aufmerksam zu machen. Aber eine amtliche Verpflichtung, die natürlich mit der gesetzlichen Strafandrohung verknüpft sein muß, kann man den Betriebsräten nicht auferlegen, da sie zu der nötigen Kenntnis des Betriebes in allen seinen Einzelheiten nicht verpflichtet sind. Diese Kenntnisse darf man aber bei dem Arbeitgeber voraussetzen.

Das Gleiche gilt auch für den Geschädigten. Er kann sich an den Arbeitgeber oder dessen Beauftragten, seinen vorgesetzten Betriebsleiter, wenden. Wenn er bei diesen nicht Gehör findet, wird er die Hilfe des Betriebsrates schon zu finden wissen. Das Weitere macht sich dann ganz von selbst.

Aber auch der Weg durch den behandelnden Arzt steht dem Geschädigten jederzeit offen: er braucht nur den Arzt zur Anzeige aufzufordern und, wenn er kein Gehör findet, nötigenfalls selbst den Kreisarzt zu benachrichtigen. Dann wird der Kreisarzt den behandelnden Arzt schon um nähere Mitteilung über den Fall ersuchen.

Eine Verpflichtung zur Meldung soll also nur bestehen für den behandelnden Arzt und für den Arbeitgeber, und zwar soll der Arzt dem Kreisarzt melden und der Arbeitgeber der Behörde und der Berufsgenossenschaft.

Damit ist auch die zweite Frage beantwortet: An wen soll er melden? So lange es keine besonderen Gewerbeärzte gibt, ist der Kreisarzt so sachverständig wie jeder andere Arzt. Kommen im Amtsbezirk des Kreisarztes besondere Gewerbekrankheiten vor, so wird er nicht ermangeln, sich darüber eingehend zu unterrichten. Der Verkehr mit dem behandelnden Arzt, die Untersuchung der Kranken, die Besichtigung der Betriebe werden ihm sehr bald die nötige Erfahrung verschaffen. Daß diese Erfahrung nicht in wünschenswertem

---

[1]) Betriebsrätegesetz §§ 66, 8; 77; 78, 1 Ziff. 6.

Umfang bei allen Kreisärzten jederzeit vorhanden ist, ist klar, so wenig wie bei den behandelnden Ärzten: aber beide werden sie erwerben. Dabei ist zu beachten, daß ein Arzt sehr erfahren in Bleivergiftung sein kann, daß ihm aber daneben jede Sachkunde über Phosphor, Arsen, Nitrobenzol usw. fehlen kann. Jedes wirkliche Verständnis, jede wirkliche Urteilsfähigkeit in diesem Gebiet kann nicht aus Büchern gelernt oder im Laboratorium eingeübt werden: sie muß immer am Krankenbett und im Betrieb erworben werden.

Von allen möglichen Seiten wurde die mangelhafte Ausbildung der Ärzte in der Gewerbehygiene hervorgehoben. Die Vorbildung des Arztes kann niemals darauf ausgehen, ihn alles zu lehren, was er im späteren Leben wissen muß. Das gilt für die allgemeine Praxis ebenso wie für die Gewerbekrankheiten. Der Student und der junge Arzt muß sich nur die Fähigkeit erwerben zu beobachten, zu untersuchen, zu unterscheiden, was vorliegt, und daraus zu schließen, was vorgeht und was vorgegangen ist, kurz, er muß wissenschaftlich denken und arbeiten können. Wenn er dann noch so viel allgemeine Bildung besitzt, daß er sich ohne einen Schwarm nebelhafter Fremdwörter in verständlichem Deutsch ausdrücken kann, so ist er für die wissenschaftliche Betätigung als Arzt genügend ausgerüstet. Zum Beobachten und Beschreiben wird der junge Student schon auf der Anatomie gründlich angeleitet, im physiologischen Unterricht lernt er aus Befunden auf Vorgänge schließen, und die Übung im Beurteilen von Zuständen und Vorgängen setzt sich durch den gesamten Unterricht in der Pathologie, in der Pharmakologie und in der Klinik fort, sodaß wir alle, die wir als junge Fabrikärzte ohne jede besondere Kenntnisse in die Betriebe eintraten, sehr bald imstande waren, uns in der neuen Aufgabe zurechtzufinden.

Und so wird es den Kreisärzten auch gehen. Vermöge ihrer besonderen Ausbildung auf dem Gebiete der öffentlichen Gesundheitspflege und als Gerichtsärzte (Sektionstechnik) werden sie sogar vor den praktischen Ärzten einen gewissen Vorsprung haben, den man noch vergrößern kann, wenn man sie in der Gewerbehygiene unterrichtet und prüft. Dabei müßte der Besuch der Betriebe durch die Kandidaten unter Führung ihrer Lehrer ein Hauptstück des Unterrichts sein.

Auch wo ein Landesgewerbearzt besteht, ist sein Bezirk zu groß, als daß dieser Arzt imstande wäre, die Meldungen der praktischen Ärzte zu prüfen, die Kranken und die Betriebsstellen alsbald zu besichtigen, sich mit dem behandelnden Arzt und dem Arbeitgeber zu besprechen. Als selbstverständlich betrachte ich es, daß der Kreisarzt alle Meldungen, die er empfängt, dem Gewerbeaufsichtsbeamten mitteilt, ebenso wie der Gewerbeinspektor die an ihn gelangten Meldungen dem Kreisarzt mitteilt. Beide Beamte müssen Hand in Hand arbeiten, und wenn sie beide ihre vorgesetzten Behörden, in Preußen die Regierungspräsidenten, weiter benachrichtigen, so ist daneben selbstverständlich, daß sie das Ergebnis ihrer Erhebungen und Untersuchungen den Berufsgenossenschaften zur Verfügung stellen.

Bei der Berufsgenossenschaft werden sich also die Fälle ihrer Betriebe sammeln wie bei den obersten Reichsbehörden die Fälle aus dem gesamten Reich. Es ist klar, daß die ärztliche, technische und wirtschaftliche Bedeutung des Materials bei den Berufsgenossenschaften die beste Verwertung finden kann. Dabei werden die Berufsgenossenschaften den ärztlichen Berater nicht entbehren können. Wo es einen Landesgewerbearzt gibt, werden sie dessen Hilfe in Anspruch nehmen können, in Preußen werden sie sich anderweitig nach ärztlichen Mitarbeitern umsehen müssen. Die Berufsgenossenschaft der Chemischen Industrie wird dabei nicht in Verlegenheit sein und ihrerseits die anderen Berufsgenossenschaften beraten können.

Die 2. Frage: An wen soll gemeldet werden? beantworte ich also dahin: Vom behandelnden Arzt an den Kreisarzt, vom Arbeitgeber oder seinem Beauftragten an die Polizei und die Berufsgenossenschaft.

Ich muß aber die Frage noch weiter spinnen: an welchen Kreisarzt soll der behandelnde Arzt melden? An den Kreisarzt, in dessen Bezirk der Betrieb liegt? Dies wäre bei Vergiftungen weitaus das beste. Auf diese Weise könnte die Meldung am raschesten zur Wirkung kommen, insbesondere würde der Gewerbeinspektor alsbald benachrichtigt werden. Er kann dann möglicherweise weitere Fälle verhindern.

Aber dies ist doch nur ein kleiner Teil der Fälle, in denen dieser Nutzen deutlich zutage tritt. Die Verbindung des Kreisarztes mit dem behandelnden Arzt und mit dem Kranken ist ebenso wichtig wie die mit dem zuständigen Gewerbeinspektor. Und diese Verbindung findet der Kreisarzt des Wohnortes naturgemäß leichter und besser als der Kreisarzt des Betriebes, wenn beide Bezirke räumlich weit getrennt sind. Dies würde besonders dann in Erscheinung treten, wenn es sich um einen Arbeiter mit Blasengeschwulst handelt, der vor zehn oder mehr Jahren z. B. im Kreise Höchst gearbeitet hat, dann aber vielleicht nach Westfalen oder Sachsen abgewandert ist. Wie soll in einem solchen Falle der Kreisarzt des angeschuldigten Betriebes von dem behandelnden Arzt benachrichtigt werden? Wer hat unter den Ärzten auch nur die nötigen geographischen Kenntnisse, um eine solche Meldung zu erstatten?

Aber wenn der behandelnde Arzt dem Kreisarzt des Kreises meldet, in welchem der Kranke zur Zeit wohnt, hat die Meldung dann irgendwelche Folgen? Wird dieser Kreisarzt, dem wie dem behandelnden Arzt der erste Fall dieser Art unter die Hände kommt, mit der Meldung den richtigen Weg einschlagen? Wird er dem Kollegen in Höchst, der chemischen Berufsgenossenschaft, dem früheren Betrieb die Meldung in Abschrift zukommen lassen? Er sollte dies freilich tun. Aber dazu gehört viel guter Wille, Gewandtheit und eine Einsicht in den Zusammenhang von Krankheit und Beschäftigung, die man nicht überall voraussetzen darf.

Aus diesem Grunde halte ich doch die Meldung an den Kreisarzt des Betriebes für richtig. Bei diesem ist immer noch am meisten Verständnis für den Fall vorhanden, er kann zwar den Kranken nicht sehen, aber er kann seine frühere Laufbahn verfolgen und den Zusammenhang mit der Beschäftigung aufklären. Der Kreisarzt des Kreises, in welchem der Betrieb liegt, soll daher die Meldung des behandelnden Arztes empfangen.

3. Wann soll nun gemeldet werden?

Die Meldung soll innerhalb 24 Stunden erfolgen, sobald ein Verdacht auf eine meldepflichtige Gewerbekrankheit vorliegt, die zu einer Arbeitsunfähigkeit von mindestens drei Tagen geführt hat. Es gibt eine Unzahl leichter Gewerbekrankheiten: vorübergehendes Kopfweh, Müdigkeit usw., die gar nicht zur Arbeitsunfähigkeit führen, trotzdem aber bei ihrer Häufung sowohl für den einzelnen Arbeiter, wie für die gesundheitliche Beurteilung des Betriebes wohl ins Gewicht fallen. Verlangt man nun, daß auch diese unbedeutenden Erkrankungen gemeldet werden, so schwebt über dem Arbeitgeber beständig die Gefahr der Übertretung der Vorschriften. Auch der nachträglichen hinterhältigen Anzeige solcher wirklichen oder auch erfundenen Übertretungen ist er von jedem Übelwollenden ausgesetzt. Die beständige Häufung der Krankheitsmeldungen wird aber bei allen Beteiligten die Aufmerksamkeit nicht schärfen, sondern lähmen: wenn dann die Fälle kommen, denen wirklich nachgegangen werden muß, werden sie in dem Wust der Aktenstöße verschwinden, bis irgendein Aufsehen erregender Todesfall die Aktenschreiberei unliebsam unterbricht. Legt man sich eine gewisse Beschränkung auf — ich schlage die Bedingung einer dreitägigen Arbeitsunfähigkeit vor, wie sie auch für die meldepflichtigen Betriebsunfälle besteht —, so wird der einzelne Fall wichtiger und mehr beachtet. Zudem wird bei diesem Verfahren Porto, Papier und Arbeit erspart.

Geht nun beim Gewerbeinspektor eine Meldung durch den Kreisarzt ein und folgt nicht alsbald die Meldung des Arbeitgebers, so wird der Gewerbeinspektor den Arbeitgeber durch die Polizei zur Meldung auffordern: da wird sich dann mancher Fall anders darstellen als im ärztlichen Bericht, der auf den Angaben des Arbeiters beruht.

Gerade so wird der Kreisarzt den behandelnden Arzt zum Bericht auffordern, wenn vom Gewerbeinspektor eine Anzeige an den Kreisarzt kommt und nicht binnen drei Tagen die Meldung des behandelnden Arztes folgt: dadurch wird in vielen Fällen der Arzt erst auf den Zusammenhang aufmerksam werden.

4. Was soll gemeldet werden?

Ich begreife es vollkommen, daß die meisten Antworten sich hier Zurückhaltung auferlegen, da die Frage in der Tat sehr schwer zu beantworten ist, wenn man sich nicht mit einer von Sachkenntnis nicht getrübten Anmaßung über diese Schwierigkeiten hinwegsetzt. Wenn die Antwort lautet: Alle Gewerbekrankheiten sollen gemeldet und natürlich auch entschädigt werden, so ist ja gerade die Frage, was eine Gewerbekrankheit ist und wie sie festgestellt werden kann.

Die Erfahrensten unter den Antwortgebern an das Institut für Gewerbehygiene wollen sich zunächst einmal mit der Meldung der gewerblichen Vergiftungen begnügen. Hier liegen die nötigen Untersuchungen und Erfahrungen in der Hauptsache vor: so schwierig im Einzelfall die Erkennung sein mag, mit vollem Recht wird betont, daß auch bei jeder Infektionskrankheit die Diagnose gelegentlich sehr schwierig sein kann. Und doch werden die Infektionskrankheiten seit langen Jahren gemeldet und mit bestem Erfolg.

So wäre es naheliegend, nur die gewerblichen Vergiftungen meldepflichtig zu machen: aber der Zeitpunkt für eine solch weise Beschränkung ist verpaßt. Vor dem Kriege wäre dieser Vorschlag sehr begrüßt und als großer sozialpolitischer Fortschritt gefeiert worden: wenn heute die Angelegenheit in die parlamentarische Maschine gerät, so werden die sachlichen Schwierigkeiten im Drange nach Verbesserung bewußt mißachtet und uferlose Vorschläge gemacht. In meiner Antwort auf die Umfrage des Institutes für Gewerbehygiene habe ich selbst die Beschränkung auf die Vergiftungen vorgeschlagen, aber als Berichterstatter der Fabrikarztkonferenz halte ich es für richtig, unrichtigen Vorschlägen dadurch zu begegnen, daß wir dem Sturm und Drang zuvorkommen und unsere Vorschläge erweitern. Ich weise darauf hin, daß der Milzbrand ohnehin schon meldepflichtig und auch entschädigungsberechtigt ist. Da es nun nicht möglich ist, den Begriff der Gewerbekrankheit so zu umgrenzen, daß nicht alle und jede Erkrankung als Gewerbekrankheit aufgefaßt werden kann, so bleibt nichts anderes übrig, als dem Beispiel von Holland, der Schweiz und England zu folgen und außer den gewerblichen Vergiftungen eine Liste der meldepflichtigen Erkrankungen anzulegen, die je nach dem Stand der Erfahrungen durch Verordnung der obersten Reichsbehörden ergänzt werden kann. Auch Österreich hat eine Liste gewerblicher Krankheiten, die meldepflichtig und entschädigungsberechtigt sind. Unter dem Gesichtspunkt, daß eine handelspolitische und gewerbepolitische Einigung mit Österreich doch über kurz oder lang kommen wird, wenn auch die staatspolitische Einigung durch die Feinde des deutschen Volkes verhindert wird, würde ich mich möglichst an die österreichische Liste der Gewerbekrankheiten anschließen. Aber diese Liste ist mir nicht bekannt[1]).

Die Krankheiten, die hier außer den gewerblichen Vergiftungen in Betracht kommen, sind a) eine Reihe von Infektionskrankheiten, b) eine Anzahl von langsam entstehenden Folgen der gewerblichen Arbeit. — Als meldepflichtige Infektionen schlage ich vor:

1. Milzbrand,
2. Rotz,

---

[1]) Vergl. S. 12. Der Herausgeber.

3. Maul- und Klauenseuche,
4. Strahlenpilz,
5. Starrkrampf,
6. Extragenitale Syphilis der Glasbläser,
7. Lungenentzündung der Thomasschlackenarbeiter,
8. Wurmkrankheit der Bergarbeiter usw.

Als meldepflichtige Folgen der Arbeit schlage ich vor:
1. Blasengeschwülste bei Arbeitern mit Benzolderivaten,
2. Lungenkrebs bei Bergarbeitern in Kobaltgruben,
3. Hautkrebs infolge von Ruß und Teer,
4. Augenzittern bei Bergleuten,
5. Linsentrübung bei Ofenarbeitern und Glasbläsern,
6. Schwerhörigkeit bei Lärmberufen.

Unter den Infektionskrankheiten fehlt die Tuberkulose. Die Entstehung dieser Krankheit ist niemals eindeutig. Der Beruf begünstigt wahrscheinlich in einer ganzen Anzahl von Gewerben die Entstehung der Tuberkulose. Aber mindestens ebenso entscheidend ist die Lebenshaltung, ferner ererbte Körperbeschaffenheit, die Art der Lebensführung und die häuslichen Verhältnisse und nicht zuletzt der Umgang mit tuberkulösen Menschen. Von allen Berufen und Gewerben sterben die Künstler am häufigsten an Tuberkulose. Lehmann druckt in seinem neuen Handbuch der Gewerbehygiene (Leipzig, S. Hirzel), S. 441 folgende Zusammenstellung ab:

In Preußen starben auf 10 000 erwerbstätige Männer an Tuberkulose

	im Jahre 1907	im Jahre 1908
im Bergbau, Hütten-, Salinenwesen und Torfgräberei	12,58	15,43
in der Landwirtschaft	17,20	16,04
in der Industrie der Steine und Erden	18,17	16,44
in künstlerischen Gewerben	44,29	63,78

Ist deshalb die Tuberkulose die Berufskrankheit der Künstler? Es wird bekanntlich immer die Meinung verbreitet, daß die Tuberkulose die eigentliche Proletarierkrankheit sei. Sind die Künstler die ärmsten und verkommensten Proletarier? In gewissem Sinne sind sie die Leute, die auf den Höhen des Lebens wandeln, wenn sie auch mit irdischen Glücksgütern nicht gesegnet sind und namentlich seit der Revolution in ihren Einnahmen die gutgelohnten Arbeiter bei weitem nicht erreichen. Aber schlimmer als karge Lebensweise ist unregelmäßige und ungeregelte Lebensweise, angreifender als knappe Einnahmen wirken seelische Erregungen, niederdrückende Mißerfolge, ehrgeizige Anspannung aller Kräfte. Ebenso wie die Tuberkulose müssen auch die Hautkrankheiten, der Rheumatismus und erst recht das Heer der nervösen Klagen und Leiden ausgeschlossen bleiben, wenn man nicht die Rentensucht züchten und dem bewußten und unbewußten Schwindel und Betrug Tür und Tor öffnen will.

Ferner werden Sie unter den Folgen der Arbeit vielleicht vermißt haben die Folgen des vermehrten Luftdruckes, dem die Taucher und die Arbeiter unter Wasser in Druckkammern (sog. Kaissons) ausgesetzt sind. Die Schädigungen treten dadurch ein, daß das Blut und die Gewebe unter vermehrtem Druck eine größere Menge Luft aufnehmen (absorbieren), um so mehr, je länger die Arbeit dauert. Wenn die Druckkammer verlassen wird, füllen sich die Kapillaren und die Gewebsspalten mit Luft, die zu Unterbrechung des Blutstromes und zu Zerreißung in den Geweben führt. Der Sauerstoff wird dabei rasch aufgesaugt, aber der Stickstoff, der fast $^4/_5$ der Luft ausmacht, ist für das Blut und die Körpergewebe nicht verwendbar und wirkt beim Nachlassen des Atmosphärendruckes als Fremdkörper, ja durch seine Ausdehnung wie ein Sprengstoff. Besonders schädlich sind die Zerreißungen im Gehirn und Rückenmark, da sie zu dauernden Lähmungen führen können.

Die Folgen des vermehrten Luftdruckes sind nun meines Erachtens immer als Unfall zu betrachten. Die Gefahren entstehen dadurch, daß der Übergang aus dem vermehrten Druck in den normalen Druck zu plötzlich stattfindet. Die Ausschleusung aus dem Druckraum muß langsam geschehen; das ist allgemein bekannt. Aber wenn für eine Atmosphäre Überdruck die Zeit der allmählichen Druckabnahme in der Schleusenkammer auf 5 bis 20 Minuten angegeben wird, für drei Atmosphären auf 30 bis 80 Minuten, so deuten schon die großen Unterschiede der Grenzzahlen an, daß die notwendige Dauer der Ausschleusung nicht feststeht und wahrscheinlich öfter in unverantwortlicher Weise abgekürzt wird. Dann tritt eben der Unfall ein, so wie wenn einer die Türe zu rasch zuschlägt und dem anderen den Daumen klemmt. Nun wird man einwenden, daß sich die Luftdruckkrankheit doch erst nach $^1/_4$ oder $^1/_2$ Stunde nach dem Anschleusen bemerkbar macht und zur vollen Ausbildung öfter 3 bis 12 Stunden braucht. Gewiß, so lange dauert es, bis die Luftblasen in den Geweben und in den Kapillaren sich zusammenfinden und die Zerreißungen und Stromunterbrechungen vollständig werden. Die Druckverminderung in der Schleusenkammer erreicht aber ganz plötzlich die Grenze, unterhalb welcher die Gefahr beginnt und der Unfall eintritt. Die Verletzungen sind nur nicht sichtbar, da sie im Innern des Körpers stattfinden. Sollte aber die Druckluftkrankheit nicht allgemein als Betriebsunfall anerkannt werden, so müßte sie gleichfalls auf die Liste der meldepflichtigen Gewerbekrankheiten und zwar auf die Liste der Arbeitsfolgen gesetzt werden.

Im Anschluß an diese Auseinandersetzung über Druckluftkrankheit möchte ich darauf hinweisen, daß die Trennung zwischen Unfall und Gewerbekrankheiten bei den Vergiftungen besonders schwierig sein kann. Wenn die Gifteinwirkung bis zur Dauer einer Schicht stattgefunden hat, wird der Fall (soviel ich weiß) als Betriebsunfall betrachtet.

Darnach würden sehr viele Vergiftungen als Unfälle und nicht als Gewerbekrankheit gemeldet, wenigstens von den Arbeitgebern. Die Ärzte würden ihrerseits die Vergiftung vorschriftsmäßig als Gewerbekrankheit melden. Die Dauer der Einwirkung ist überhaupt ein schlechtes Mittel, den Begriff Unfall von dem Begriff Gewerbekrankheit zu trennen. Aber gibt es ein besseres Mittel? Ich weiß keines. Und wenn man die Dauer der Einwirkung zur Unterscheidung von Betriebsunfall und Gewerbekrankheit heranzieht, dann ist die Begrenzung auf eine Arbeitsschicht praktisch. Aber jeder von uns weiß, daß die Einwirkung der letzten Schicht häufig genug den schon vorher durch das gleiche Gift verminderten Widerstand des Körpers besiegt, daß also in Wirklichkeit schon eine Vergiftung vorliegt, wenn die letzte Schicht einwirkt. Die Trennung ist also willkürlich: sie ist für den Versicherten günstig, solange nicht die Gewerbekrankheiten gleich den Unfällen entschädigt werden. Aber wenn die Gewerbekrankheiten erst entschädigungsberechtigt sind, dann sollten alle Vergiftungen als Gewerbekrankheiten gemeldet werden, schon deshalb, weil eine spätere Vergiftung durch die voraufgegangene Vergiftung beeinflußt wird. Es ist unzweckmäßig, die frühere Vergiftung von der späteren zu trennen und anders aufzuzeichnen; dabei kann sie unter Umständen ganz übersehen werden. Am besten ist es, schon jetzt alle Vergiftungen als Gewerbekrankheit zu melden. Solange die Gewerbekrankheiten noch nicht wie die Betriebsunfälle entschädigt werden, soll daneben die heutige Übung beibehalten werden: die plötzlichen Vergiftungen und die Vergiftungen, die sich innerhalb einer Arbeitsschicht entwickeln, sollen durch den Arbeitgeber nicht nur als Gewerbekrankheit, sondern auch als Betriebsunfall gemeldet werden.

5. Wie soll der Arzt, wie soll der Arbeitgeber oder sein Beauftragter melden?

Ich lege zunächst einen Vordruck für die ärztliche Meldung vor. Dieser muß wie der jetzige Vordruck für die Infektionskrankheiten ein Verzeichnis der meldepflichtigen Krankheiten enthalten. Die Angaben sollen so kurz wie möglich sein. Eine kleine Vergütung muß dem sonst schlecht genug bezahlten Kassenarzt für die Ausfüllung gewährt werden, auch das Porto muß vergütet werden. Eine Bemerkung, daß dem Kreisarzt das Recht zusteht, den Kranken zu untersuchen, halte ich für angebracht. Ich habe die Bemerkung hinzugefügt, daß die Versäumnis der Meldung strafbar ist, obwohl dies selbstverständlich und also eigentlich überflüssig ist.

Entwurf der ärztlichen Anzeige einer Gewerbekrankheit.

Anzeige einer Gewerbekrankheit
durch den behandelnden Arzt an den Kreisarzt, in dessen Amtsbezirk der Betrieb liegt oder die schädliche Arbeit ausgeführt wurde.

Anmeldepflichtig sind nur Fälle, welche länger als drei Tage arbeitsunfähig sind. Auch der Verdacht einer Gewerbekrankheit soll dann gemeldet werden.

Anmeldepflichtig sind — sofern sie bei einer gewerblichen Tätigkeit entstanden sind:
1. alle Vergiftungen (z. B. mit Chlor, schwefliger Säure, nitrosen Gasen usw.; mit Blei, Phosphor, Arsen usw.; mit Benzol und seinen Abkömmlingen, mit anderen Kohlenwasserstoffen, Sumpfgas usw.; mit Kohlenoxyd, mit Alkaloiden usw.),
2. folgende Infektionskrankheiten: Milzbrand, Rotz, Maul- und Klauenseuche, Strahlenpilz bei Viehhaltern, Kutschern, Metzgern, Gerbern usw.
   Starrkrampf bei Gärtnern, Erdarbeitern usw.,
   Extragenitale Syphilis bei Glasbläsern (in jedem Stadium, in welchem sie zur ärztlichen Behandlung kommt),
   Lungenentzündung bei Thomasschlackenarbeitern, Wurmkrankheit bei Bergleuten, Ziegelbrennern usw.

Als Folgen gewerblicher Arbeit sind ferner meldepflichtig:
3. Blasengeschwülste bei Arbeitern in chemischen Fabriken und Färbereien, auch wenn diese Arbeiten schon zehn oder mehr Jahre zurückliegen,
   Lungenkrebs bei Bergleuten in Kobaltgruben, Hautkrebs infolge von Ruß, Teer, Paraffin usw., Augenzittern bei Bergleuten,
   Linsentrübung bei Ofenarbeitern und Glasbläsern,
   Hochgradige Schwerhörigkeit bei Lärmberufen (wenn laute Sprache nur dicht am Ohr verstanden wird).

1. Name und Vorname?
2. Alter, ledig, verheiratet, verwitwet, geschieden?
3. Wohnort, Straße, Hausnummer?
4. Betrieb (Firma) und Art der Beschäftigung (als Schlosser, als Taglöhner usw.) und Betriebsabteilung (z. B. im Anilinraum usw.)?
5. Wie lange in der Firma?
   Wie lange in dem betreffenden Betrieb?
6. Frühere Beschäftigung bei der Firma?
   Frühere Beschäftigung in anderen Geschäften?
7. Welche Vergiftung oder Krankheit liegt vor?
   vielleicht?
   wahrscheinlich?
   sicher?

8. Seit wann ist der Arbeiter krank?
   Seit wann ist er in Behandlung?
9. Ist der Arbeiter bereits gestorben? Wann?
10. Besteht Lebensgefahr?
11. Ist Heilung wahrscheinlich?
    Seitheriger Verlauf und Symptome?
12. Behandlung?
13. Befindet sich der Kranke in seiner Wohnung?
    Oder in welchem Krankenhaus oder wo sonst?
14. Hat der Patient schon früher an ähnlichen Vergiftungen oder Krankheiten gelitten? Wann? Wo?
15. Bemerkungen.

Ort, Datum   Unterschrift des behandelnden Arztes
                                  Wohnung

Für eine vollständige Ausfüllung dieser Anzeige vergütet der Staat Mk. 10.—.

Dafür sind auch etwaige Rückfragen des Kreisarztes zu beantworten. Der Kreisarzt hat das Recht, den Kranken zu untersuchen; er wird den behandelnden Arzt möglichst zu der Untersuchung einladen für den Fall, daß der Arzt bei der Untersuchung zugegen sein will.

Wer einen meldepflichtigen Fall nicht meldet, kann bestraft werden. Hat der Arbeitgeber einen Fall gemeldet und wird der behandelnde Arzt von dem Kreisarzt zur Meldung aufgefordert, so hat der Arzt die Anzeige auszufüllen und nötigenfalls seine Ansicht erläuternd zuzufügen, namentlich wenn er den Fall nicht für eine Gewerbekrankheit hält.

Soweit der Meldebogen für die ärztliche Anzeige. Die Beifügung der drei letzten Absätze auf dem Meldebogen halte ich für wichtig.

Die Meldung des Arbeitgebers an die Polizei und an die Berufsgenossenschaft kann für beide Stellen gleichlautend sein, nötigenfalls muß ein drittes Stück zugefügt werden, welches dem Gewerbeinspektor weitergereicht wird.

Auch bei dieser Anzeige muß eine Bemerkung über die Meldepflicht und ein Verzeichnis der meldepflichtigen Vergiftungen und Krankheiten vorgedruckt werden. Da hier der Betrieb und die Beschäftigung hauptsächlich in Betracht kommen, so sollen diese beiden zuerst auf der Meldung genannt werden. Dann kommen die Personalien, die letzte Beschäftigung und frühere Beschäftigung in der Firma und vor Eintritt in die Firma; die Beschäftigung, welche beschuldigt wird, wird dann noch einmal besonders genannt, dann folgen die Krankheitsbezeichnung, die seitherige Dauer der Krankheit oder der Todestag, der Name des behandelnden Arztes und gegebenenfalls der anderen Ärzte oder des Krankenhauses und schließlich Datum und Unterschrift.

Entwurf der Anzeige einer Gewerbekrankheit durch den Arbeitgeber oder seinen Beauftragten.

Anzeige einer Gewerbekrankheit.

Eine Anzeige ist an die Ortspolizeibehörde
zwei Anzeigen sind an die Berufsgenossenschaft der ....
.... in .... zu senden.

Zur Beachtung.

Wie bei gewerblichen Unfällen muß durch den Arbeitgeber oder seinen Beauftragten jeder Todesfall und jede mehr als dreitägige Arbeitsunfähigkeit angezeigt werden, wenn sie in seinem Betriebe durch eine der hierunter aufgeführten Vergiftungen oder Krankheiten veranlaßt wurde. Auch die nur verdächtigen Fälle müssen gemeldet werden.

Gemeldet werden:
1. Alle Vergiftungen (z. B. mit Chlor, schwefliger Säure, nitrosen Gasen usw., mit Blei, Phosphor, Arsen usw., mit Benzol und seinen Abkömmlingen, mit anderen Kohlenwasserstoffen, Sumpfgas usw., mit Kohlenoxyd, mit Alkaloiden usw.).
2. Folgende Infektionskrankheiten: Milzbrand, Rotz, Maul- und Klauenseuche, Strahlenpilz bei Viehhaltern, Kutschern, Metzgern, Gerbern usw., Starrkrampf bei Gärtnern, Erdarbeitern usw., Extragenitale Syphilis bei Glasbläsern, Lungenentzündung bei Thomasschlackenarbeitern, Wurmkrankheit bei Bergarbeitern, Ziegelbrennern usw.

Als Folgen gewerblicher Arbeit sind ferner meldepflichtig:
3. Blasengeschwülste bei Arbeitern in chemischen Fabriken und Färbereien, auch wenn diese Arbeiten schon 10 Jahre und länger zurückliegen, Lungenkrebs bei Bergleuten in Kobaltgruben, Hautkrebse infolge von Ruß, Teer, Paraffin usw., Augenzittern bei Bergleuten, Linsentrübung bei Ofenarbeitern und Glasbläsern, starke Schwerhörigkeit bei Lärmberufen.

Für jeden Toten oder Kranken ist eine besondere Anzeige auszufüllen.
1. a) Betrieb (Firma, Unternehmer, Adresse):
   b) Betriebsteil (Werkstatt usw.):
   c) Beschäftigung des Kranken (Toten):
2. a) Name und Vorname:
   Beruf und Wohnung:
   bei minderjährigen Personen auch des Vaters oder des gesetzlichen Vertreters (Mutter, Vormund):
   b) Geburtsdatum und Geburtsort:

c) Familienstand (ledig, verheiratet, verwitwet, geschieden), Zahl der Kinder:
Sonstige unterhaltungsberechtigte Familienangehörige:
3. a) Eingetreten in die Firma am
eingetreten in die letzte Betriebsabteilung
b) in dem gleichen Geschäft früher beschäftigt

vom   bis   als / in

vom   bis   als / in

vom   bis   als / in

c) Wo war der Kranke (Tote) vor Eintritt in die Firma beschäftigt? (von dem Verlassen der Schule an):
4. Welche Beschäftigung hat die Krankheit oder den Tod verursacht?   vermutlich?
   wahrscheinlich?
   sicher?
Dauer der Beschäftigung?
5. Welche Vergiftung oder Krankheit liegt vor?
   vermutlich?
   wahrscheinlich?
   sicher?
6. a) Wann begann die Arbeitsunfähigkeit?
   b) Wann trat der Tod ein?
   c) Wurde er wieder arbeitsfähig?   Wann?
7. a) Wie heißt der behandelnde Arzt?
   Wo wohnt er?
   b) Haben noch andere Ärzte den Kranken (Toten) gesehen? Welche Ärzte?
8. a) Ist der Kranke in seiner Wohnung?
   oder in welchem Krankenhaus?
9. Welcher Krankenkasse gehört der Kranke an?
Bemerkungen:

Ort und Zeit der Meldung: Unterschrift.

Ich habe damit die Meldepflicht und die Art der Meldung durch den Arzt und den Arbeitgeber behandelt, auf die Entschädigung der gemeldeten Krankheiten möchte ich nicht eingehen. Sie wird sich an die Entschädigung der Betriebsunfälle anschließen.

Curschmann hat schon vor dem Kriege in der Fabrikarzt-Konferenz und in der breiteren Öffentlichkeit (Zentralblatt für Gewerbehygiene 1918, 2) die Meldung der gewerblichen Vergiftungen angeregt, leider nicht mit Erfolg. Wenn heute die akuten, d. h. die plötzlichen und einmaligen Vergiftungen allgemein gemeldet würden, wie leicht wäre es dann, Art und Ausmaß der weiteren Meldungen zu bestimmen. Aber es ist nun einmal nicht geschehen. Auch als Curschmann im Anschluß an die Entschädigung der Todesfälle durch Sprengstoffvergiftung während des Krieges die Frage von neuem auf einer Fabrikarzt-Konferenz aufwarf und bearbeitete, trat nicht der Erfolg ein, den wir wohl erwarteten.

Aber die Frage kam in der Konferenz der Fabrikärzte nicht mehr zur Ruhe. Durch die Umfrage des Instituts für Gewerbehygiene ist sie in glücklichster Weise gefördert worden. Die Antworten hat Francke in seinem Bericht erschöpfend bearbeitet. So dürfen wir hoffen, daß dieses Mal der große Wurf gelingt und etwas zustande kommt, was sich in der Praxis bewährt, die Ärzte und die Gewerbeaufsichtsbeamten in ihrem Streben fördert, den Arbeitern zum Segen gereicht und dem deutschen Volke einen Baustein zu seinem inneren Frieden liefert.

Zum Schlusse möchte ich noch erklären, weshalb ich mich nicht enger an den Entwurf angeschlossen habe, den Curschmann unserer Konferenz vorgelegt hatte. Ich gestehe offen, daß mir namentlich die Fassung, welche Curschmann im Zentralblatt für Gewerbehygiene im Februar 1918 veröffentlichte, zu gelehrt erschien. Dem damaligen Zweck, die Vergiftungen anzuzeigen, entsprach der Vordruck in sehr vollkommener Weise. Aber es wurden darin so hohe Anforderungen an das ärztliche Wissen und Können gestellt, daß sie, ganz abgesehen von dem Zeitaufwand, von den allermeisten Ärzten nicht erfüllt worden wären. Ich habe diese Forderungen sehr herabgesetzt und bin dabei doch noch im Zweifel, ob es nicht klüger wäre, sie noch weiter herabzusetzen, die Fragen des Vordruckes noch mehr zu vereinfachen und zu vermindern. Die wissenschaftliche Ausbeute wird damit freilich herabgedrückt, aber die Durchführung der Anzeigen wird erleichtert: das Bessere kann hier leicht zum Feind des Guten werden. Einen Vordruck, der allen Anforderungen nicht nur bei Vergiftungen, sondern auch bei Infektionen und bei den chronischen Folgezuständen der gewerblichen Schädlichkeiten genügt — einen solchen Vordruck wird es niemals geben. Verbesserungen, die nicht zugleich allzugroße Schwierigkeiten bereiten, werde ich mit Freuden begrüßen. Sie sind ja auch in Zukunft, wenn die Anzeigen sich eingelebt haben und zu einer ständigen Übung geworden sind, nicht ausgeschlossen.

Schlußwort.

Von Dr. E. Francke, Frankfurt a. M.

Wenn ich in meinem Referat (S. 17) die an die Berufsgenossenschaft zu erstattende Meldung dem Geschädigten zu übertragen vorschlug, so leitete mich dabei der Gedanke, daß auf diesem Wege die größtmögliche Vollständigkeit der Anzeigen zu erreichen sei, da der Geschädigte doch das größte Interesse an der Erstattung der Anzeige hat. Wendet man dagegen ein, daß der Arbeiter sehr häufig zu indolent und allem Schreibwerk zu sehr abgeneigt, oft auch infolge schlechter Schulbildung nicht imstande sei, einen Vordruck brauchbar auszufüllen, so wäre dem entgegenzuhalten, daß man von Angehörigen eines Volkes, die mit 20 Jahren für reif erachtet werden, ihre Volksvertretung und ihr Staatsoberhaupt zu wählen, eigentlich auch die Erstattung einer Meldung zu eigenem Vorteil erwarten kann. Aber ich glaube trotzdem, daß dieses Argument nicht durchdringen wird, und halte als Ausweg die Bachfeldschen Vorschläge für gut durchführbar.

Bachfeld erklärt (S. 33), daß der Kreisarzt so sachverständig sei wie jeder andere Arzt. Er hätte in diesem Zusammenhang ebensogut sagen können: so wenig sachverständig; denn er knüpft ja die Betrachtung an, daß vorkommende Fälle Anlaß und Gelegenheit zum Studium geben werden und müssen. An dem guten Willen des Kreisarztes zur Benutzung dieser Gelegenheiten zu zweifeln, fällt niemand ein; wohl aber entstehen Zweifel, ob der Kreisarzt die Zeit finden wird, sich mit der gewerbehygienischen Materie eingehend zu befassen, zumal diese seiner Tätigkeit im allgemeinen ziemlich fern liegen dürfte. Wenn durch die Einführung der Meldepflicht für alle oder einige gewerbliche Vergiftungen der beamtete Arzt sich mit dieser Materie erheblich mehr wird befassen müssen, so ist das ein weiterer Anlaß, da, wo es noch nicht geschehen ist, beamtete Gewerbehygieniker medizinischer Vorbildung, also Gewerbeärzte, anzustellen. Denn nur der Landesgewerbearzt hat, ähnlich dem hauptamtlich angestellten Fabrikarzt, genügend Zeit und Gelegenheit zur Vertiefung in alle Probleme der medizinischen Gewerbehygiene. Natürlich darf der Landesgewerbearzt keinen größeren Amtsbereich zugeteilt bekommen, als daß er ihn tatsächlich zu bewältigen vermag. Mag für die kleineren Gliedstaaten Deutschlands eine einzelne Persönlichkeit imstande sein, den ganzen umfangreichen Aufgabenkreis eines Landesgewerbearztes auszufüllen (siehe Koelsch, Zehn Jahre Landesgewerbearzt. Münch. Med. Wochenschr. 1919. S. 408); in Preußen, das nach einer offiziösen Mitteilung (siehe Gottstein, Beruf und Gesundheit. „Volkswohlfahrt" 1920. S. 134 ff.) demnächst ebenfalls den oftgeäußerten Wunsch nach ärztlicher Mitarbeit in der Gewerbeaufsicht erfüllen wird, ist unbedingt die Teilung des Staatsgebiets nach Provinzen oder gemäß den Vorschlägen der Denkschrift zur Neuregelung der Gewerbeaufsicht in Deutschland (dem Reicharbeitsamt überreicht am 5. Februar 1919) unvermeidbar.

Der weitere Vorschlag Bachfelds, daß der behandelnde Arzt dem Kreisarzt des Bezirks, in dem die Fabrik liegt, melden soll, erscheint recht schwer durchführbar und wird dann überflüssig, wenn der nötige Ausgleich durch die Zentralstelle herbeigeführt wird, bei der alle Meldungen zusammenlaufen.

Endziel der Meldepflicht wird sein müssen, alle sicheren beruflichen Erkrankungen zu umfassen. Nicht genug zu warnen ist aber vor jeder Überstürzung im Beginn des Vorgehens. Umgrenzt man den Bereich der Meldepflicht schon heute so weit, wie es Bachfeld vorschlägt, so ist zu befürchten, daß daraus mehr Unheil als Segen entspringt; unbedingt sollte man, in der Unruhe der Jetztzeit mehr denn je, abwarten, welche Ergebnisse die Meldepflicht einiger gewerblicher Vergiftungen bringt, welche Erfahrungen sich sowohl bezüglich des Verfahrens der Meldung als der Diagnosenstellung der Ärzte ergeben, damit man ein sicheres Fundament gewinnt, auf dem sich dann das Gebäude der Totalmeldepflicht errichten läßt. Ich bin der Ansicht, daß man die Vorsicht vor zu erwartenden „uferlosen Vorschlägen" nicht so weit treiben darf, daß man diese selbst zum Teil übernimmt. Geweckte Begehrlichkeit befriedigt sich heute nur zu leicht selbst mit Hilfe von Schlagringen und Handgranaten.

Im einzelnen ist zu Bachfelds Liste zu bemerken, daß Milzbrand schon meldepflichtig ist (s. S. 37), und daß er auch für eine später festzusetzende Entschädigungspflicht nicht in Frage kommt, da er als Unfall betrachtet und entschädigt wird. Auch für Kaissonerkrankungen ist (nach Niederschrift der Bachfeldschen Ausführungen) die Meldepflicht in § 5 der „Dienstanweisung für den Preßluftarzt", Anlage zur „Verordnung zum Schutze der Preßluftarbeiter vom 28. Juni 1920" festgesetzt. Ob Fälle von Preßlufterkrankungen seither als Unfälle entschädigt wurden, wie Bachfeld es fordert, entzieht sich meiner Kenntnis.

Von Wichtigkeit für den Standpunkt, den die Industrie gegenüber den Vorschlägen zur Einführung der Meldepflicht einnehmen wird, ist natürlich die Frage nach der sich ergebenden Belastung. Setzt man eine Karenzzeit an, etwa in der Ausdehnung von drei Tagen, wie es Bachfeld vorschlägt, meldet man also nur alle Fälle mit mehr als dreitägiger Dauer der Arbeitsunfähigkeit, so wird die Belastung durch Schreibwerk und gleichfalls die durch die später folgende Entschädigungspflicht schwerlich eine unerträglich hohe werden. Zu bedenken ist auch, daß die Berufsgenossenschaft der chemischen

Industrie, die wohl die meisten der gewerblichen Vergiftungen hat, schon heute sich alle derartigen Fälle melden läßt und sie gleich Unfällen entschädigt.

Diese Belastung wird zweifellos eine noch geringere werden, wenn die Kenntnis der Berufskrankheiten beim praktischen Arzt gewachsen ist. Wir dürfen wohl das in Leipzig gegebene Beispiel verallgemeinern: Die Einrichtung einer Nachprüfungsstelle für Bleivergiftungen hat einerseits den praktischen Ärzten die Möglichkeit des Lernens durch die Kontrolle der Diagnosen gegeben, sie andererseits aber auch zu erhöhter Vorsicht bei Stellung der Diagnose veranlaßt, so daß die sonst gar nicht so seltenen Diagnosen nach der Berufszugehörigkeit mehr und mehr in Fortfall kamen. Außerdem hat die Überwachung des Gesundheitszustandes der Bleiarbeiter auch zu einer weitgehenden Sanierung der Betriebe geführt.

Solche Untersuchungsstellen für die Nachprüfung der Diagnosen gewerblicher Vergiftungen sind nun unbedingt in größerem Maßstabe zu fordern, wenn die Meldepflicht ausgesprochen wird. Denn diese steht und fällt mit der ärztlichen Diagnose; wir haben gesehen, daß es mit dem Wissen des praktischen Arztes auf dem Gebiet der Gewerbekrankheiten im allgemeinen nicht zum besten steht; das soll kein Vorwurf für die Ärzteschaft sein, nur die Feststellung, daß bisher beim Unterricht auf die Gewerbehygiene zu wenig Wert gelegt wurde. Aber man muß aus dieser Erkenntnis die Folgerung ziehen: bis eine Besserung des bestehenden Zustandes eintritt, wird es selbst beim besten Willen der Beteiligten geraume Zeit dauern. Die einlaufenden Meldungen werden bis dahin genauester Überprüfung bedürfen, wenn sie verwertbare Ergebnisse liefern sollen. Diese Überprüfung wird ein einzelner im Nebenamt kaum durchführen können; man wird für diese Aufgabe besondere Einrichtungen schaffen müssen, etwa Sonderabteilungen an schon bestehende Institute angliedern oder neue Stellen dafür errichten. (Vergleiche: Curschmann, Ein Institut für experimentelle und praktische Gewerbehygiene. Chemische Industrie 1919. Bd. 42. S. 76—79.) Diese Stellen könnten neben der Nachprüfung der Diagnosen auf den Meldekarten auch der Ausbildung von Ärzten, sei es durch Abgabe von Arbeitsplätzen, sei es durch Veranstaltung von Fortbildungskursen, etwa nach Art der vom Institut für Gewerbehygiene in den Jahren 1911 und 1912 abgehaltenen, dienstbar gemacht werden, sie würden in engste Fühlung mit den Landesgewerbeärzten zu bringen sein, sie könnten im Lauf der Zeit sich zu Stätten auswachsen, die der Erforschung der Gewerbekrankheiten in größtem Maßstabe nutzbar gemacht werden könnten. Welchen Nutzen solche Institute leisten können, hat das Institut für Hygiene und Bakteriologie in Gelsenkirchen bei der Bekämpfung der Wurmkrankheit im Oberbergamtsbezirk Dortmund gezeigt. Wenn auch die Neuerrichtung solcher Institute, für die die Mailänder Arbeiterklinik als Vorbild dienen kann, heute aus finanziellen Gründen schwer ist, so läßt sich doch durch Anschluß an schon Bestehendes mancher

Fortschritt erreichen: in Dortmund ist durch Anschluß an das städtische pathologische Institut ein Forschungsinstitut für Gewerbehygiene und Unfallkrankheiten entstanden, zu dem die Mittel von der Stadt und einigen Berufsgenossenschaften aufgebracht werden. Unter Leitung von Professor Dr. Schridde arbeiten dort ein Prosektor, zwei Assistenten, ein Medizinalpraktikant, vier Volontärassistenten, zwei Präparatorinnen, ein Präparator und drei Diener. Ähnliches könnte durch einen Ausbau des Frankfurter Instituts für Gewerbehygiene nach der medizinischen Seite hin entstehen.

So sehr die Einführung der Meldepflicht vom Standpunkt des Gewerbehygienikers zu wünschen ist, so sehr muß man vor unvollständigen Vorschriften warnen; der erhoffte Erfolg wird nur dann entstehen, wenn Bürgschaften für die Sicherheit der Diagnosen gegeben sind. Die beste Bürgschaft ist es, das Wissen der Ärzteschaft zu heben und bis zur Erreichung dieses Zieles die Nachprüfung der Diagnosen zu sichern. Ohne solche Bürgschaften ist die Meldepflicht ein Schwert ohne Schneide.

Anlage 1.

Anzeige

von

Wasserblattern (Erwachsener), Ruhr, Unterleibstyphus, Rückfalltyphus (Rückfallfieber), Scharlach, Diphtherie, Croup, Puerperalfieber (Wochenbettfieber), fieberhafte Erkrankung, die mit Geburt und Wochenbett in Verbindung gebracht werden kann, Genickstarre, Körnerkrankheit (Trachom). Masern, Keuchhusten, Mumps, Cholera nostras pp. sind bei gehäuftem Auftreten nur allgemein zu melden; Tuberkulose nur beim Todesfall und wenn der Kranke in eine andere Wohnung verzog.

Bem.: Das Nichtzutreffende ist zu durchstreichen bzw. das Zutreffende ist zu unterstreichen.

Namen des Kranken:

Namen des Vaters, bzw. der Mutter des Kranken:

Wohnung:

Alter des Kranken:

Schule und Schulklasse:
(nur für Scharlach und Diphth.)

Tag der Erkrankung:

Mutmaßliche Ansteckung:

Ist der Kranke genügend abgesondert:

Anzahl der schulpflichtigen Kinder in der Familie:

am   ten

An das   Unterschrift des Anzeigenden:

Kreis-Gesundheitsamt
Offenbach a. M.

Anlage 2.

(Vorderseite.)

Berufsgenossenschaft ....
Sektion .... Vertrauensmann ....
Betriebsunternehmer
(Name, Stand, Firma, Betriebsitz
(Ort, Straße, Hausnummer)) .... Mitgliedschein Nr. ....

Unfallanzeige

Je eine Anzeige ist zu senden
  1. an die Ortspolizeibehörde,
  2. an die Berufsgenossenschaft (Genossenschafts-, Sektionsvorstand, Vertrauensmann).

Zur Beachtung.

Bei Vermeidung einer Geldstrafe bis zu 300 Mark hat der Betriebsunternehmer*) jeden Unfall in seinem Betrieb anzuzeigen, durch den ein im Betriebe Beschäftigter getötet oder so verletzt ist, daß er stirbt oder für mehr als drei Tage völlig oder teilweise arbeitsunfähig wird:
  1. bei der Ortspolizeibehörde des Unfallorts oder, bei Unfällen auf der Reise, bei der inländischen Ortspolizeibehörde, in deren Bezirke sich der Verletzte zuerst nach dem Unfall aufhält, wenn, bei Unfällen im Ausland, eine solche nicht vorhanden ist, bei der Ortspolizeibehörde des inländischen Betriebssitzes;
  2. bei den durch die Satzung bestimmten Stellen des Versicherungsträgers.

Die Anzeigen sind binnen drei Tagen nach dem Tage zu erstatten, an dem der Betriebsunternehmer den Unfall erfahren hat.
Für den Betriebsunternehmer kann der Leiter des Betriebs oder Betriebsteils, in dem der Unfall sich ereignet hat, die Anzeigen erstatten. Er ist dazu verpflichtet, wenn der Unternehmer abwesend oder verhindert ist. Hat der Unternehmer auf Grund des § 913 der Reichsversicherungsordnung seine gesetzlichen Pflichten Angestellten seines Betriebs übertragen, müssen diese die Anzeigen erstatten.

*) auch der Unternehmer von Bauarbeiten außerhalb eines gewerbsmäßigen Baubetriebs und der nicht gewerbsmäßige Halter von Reittieren oder Fahrzeugen.

Für jede getötete oder verletzte Person ist eine besondere Unfallanzeige auszufüllen.

1. Wochentag, Datum, Jahr, Stunde des Unfalls	.... (Wochentag), den .... ten .... 19 .... vor/nachmittags .... Uhr .... Min.
2. a) Betrieb (3. B. Maschinenfabrik)	a)
b) Betriebsteil (3. B. Schlosserei), in dem der Getötete oder Verletzte den Unfall erlitt	b)
c) Unfallstelle (Ort, Straße, Hausnummer usw.)	c)
3. a) Vor- (nur Rufname) u. Familienname, Beruf, Wohnort, Wohnung der getöteten oder verletzten Person	a)
bei minderjährigen Personen auch des Vaters oder des gesetzlichen Vertreters (Mutter, Vormund)	
b) Im Betriebe beschäftigt als (Art der Beschäftigung, Arbeitsposten)	b)
c) Tag, Monat, Jahr und Ort der Geburt	c) geboren am .... ten 18__/19__ in .... Kreis .... Amt ....
d) Ledig, verheiratet, verwitwet	d)
Zahl der Kinder unter 15 Jahren	
4. a) Ist der vom Unfall Betroffene getötet?	a)
b) I. Welche Körperteile sind verletzt (rechts und links zu unterscheiden)?	b) I.
II. Welcher Art ist die Verletzung (3. B. Knochenbruch, Verrenkung, Gliedverlust)?	II.
III. Ist die Verletzung eine schwere (entzündete Wunden, Knochenbrüche, Ausrenkungen, Verstauchungen und Quetschungen großer Gelenke, innere Verletzungen, ausgedehnte Brandwunden, Augenverletzungen, Milzbrand und dergl.)?	III.
c) Wird die Verletzung voraussichtlich den Tod zur Folge haben?	c)
d) Hat der Verletzte die Arbeit sofort eingestellt oder wann (Tag und Stunde)?	d)

Verlag von Behrend & Co., Berlin W., Linkstr. 28/24.

(Verkleinerte Wiedergabe.)

(Rückseite.)

5. a) Ist der Verletzte in einem Krankenhaus untergebracht? In welchem? oder wo befindet er sich? zu Hause?

a) ....

b) Name, Wohnort, Wohnung
   I. des zuerst zugezogenen Arztes
   II. des jetzt behandelnden Arztes
   III. der in der ersten Hilfeleistung besonders ausgebildeten Laien, welche die erste Hilfe geleistet haben (geprüfte Betriebshelfer, Sanitätskolonnenmitglieder, Heilgehilfen u. a.)

b) I. ....
   II. ....
   III. ....

6. a) Welcher Krankenkasse gehört der Verletzte an?

a) ....

b) Hatte der Verletzte vor dem Unfall volle Arbeitskraft? wenn nicht, weshalb?

b) ....

c) Bezieht der Verletzte Unfall-, Invaliden- oder Altersrente? von welcher Stelle?

c) ....

7. Veranlassung und Hergang des Unfalls

   Hier ist der Unfall möglichst genau zu schildern. Insbesondere sind die Arbeitsstelle, wo der Unfall geschah (z. B. Werkstätte, Wald, Feld, Stall), sowie die Arbeit (Maschine usw.), bei der er sich ereignet hat, genau zu bezeichnen, geeignetenfalls unter Beifügung einer erläuternden Zeichnung.

8. Vor- und Familienname, Stand, Wohnort, Wohnung
   a) sämtlicher Augenzeugen des Unfalls
   b) anderer Personen, die zuerst von dem Unfall Kenntnis erhalten haben

a) ....
b) ....

9. a) Etwaige Bemerkungen

a) ....

b) Wenn die Anzeige zu spät erstattet wird, weshalb geschieht dies?

b) ....

Name des die Anzeige erstattenden Unternehmers oder Betriebsleiters

(Ort) ...., den ....ten .... 19........   ....

(Verkleinerte Wiedergabe.)

Springer-Verlag Berlin Heidelberg GmbH

Schriften
aus dem Gesamtgebiete der Gewerbehygiene

Herausgegeben vom
Institut für Gewerbehygiene in Frankfurt a. M.
Neue Folge

Heft 1:
Ärztliche Merkblätter über berufliche Vergiftungen
Aufgestellt und veröffentlicht von der
Konferenz der Fabrikärzte der deutschen chemischen Großindustrie
Mit 6 Textabbildungen und 2 farbigen Tafeln. 1913. Preis M. 1.80

Heft 2:
Die Bedeutung der Chromate für die Gesundheit der Arbeiter
Kritische und experimentelle Untersuchungen
Von Prof. Dr. **K. B. Lehmann**
Direktor des Hygienischen Instituts der Universität Würzburg
Mit 11 Textabbildungen. 1914. Preis M. 4.—

Heft 3:
Die Arbeiterkost nach Untersuchungen über die Ernährung Basler Arbeiter bei freigewählter Kost
Von Dr. **Alfred Gigon**
Privatdozent für innere Medizin an der Universität Basel
1914. Preis M. 1.80

Heft 4:
Die Bekämpfung der Milzbrandgefahr in gewerblichen Betrieben
Von Dr. **O. Borgmann** und Dr. **R. Fischer**
Regierungs- und Gewerberat in Schleswig   Regierungs- und Gewerberat in Potsdam
1914. Preis M. 1.80

Heft 5:
Die Frühdiagnose der Bleivergiftung
Drei Referate
Von Dr. **L. Teleky**, Wien, Dr. **H. Gerbis**, Thorn,
Prof. Dr. **P. Schmidt**, Halle a. d. S.
1920. Preis M. 5.60

Hierzu Teuerungszuschläge

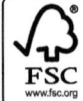

MIX
Papier aus verantwortungsvollen Quellen
Paper from responsible sources
FSC® C105338

If you have any concerns about our products,
you can contact us on
ProductSafety@springernature.com

In case Publisher is established outside the EU,
the EU authorized representative is:
**Springer Nature Customer Service Center GmbH
Europaplatz 3, 69115 Heidelberg, Germany**

Printed by Libri Plureos GmbH
in Hamburg, Germany